Corps de l'adolescent, corps souffrant, corps persécuteur

NOUVELLE REVUE DE L'ENFANCE
ET DE L'ADOLESCENCE

NUMÉRO 1

AREA, ASSOCIATION DE RECHERCHE
SUR L'ENFANCE ET L'ADOLESCENCE

Corps de l'adolescent,
corps souffrant,
corps persécuteur

L'Harmattan

Site web :
association-recherche-enfance-adolescence.org
(Projet éditorial, recommandations aux auteurs, appels à contribution)

Les propositions d'articles sont à adresser au directeur de la publication ou à l'adresse mail de la revue.

Les tapuscrits sont lus par le comité de rédaction et le comité de lecture en double aveugle. Le comité de rédaction reste seul juge de l'opportunité de la publication des textes. Il peut demander aux auteurs, en lien avec le comité de lecture, des corrections de forme ou de fond.

Les textes sont publiés sur la seule responsabilité de leurs auteurs.

5-7, rue de l'École-Polytechnique – 75005 Paris

www.editions-harmattan.fr

ISBN : 978-2-343-17535-5
EAN : 9782343175355

Nouvelle Revue de l'enfance et de l'adolescence

Portée par AREA :

Association de Recherche sur l'Enfance et l'Adolescence
Parution semestrielle

Rédaction :
AREA, 12 Villa Henry
93230 Romainville
Tél : 01 49 42 07 80
Email : arearevue@orange.fr

SOMMAIRE

LA DOULEUR DANS TOUS SES ÉTATS

CABINET DE LECTURE.
ANALYSE DE FILMS, DE JEUX VIDÉO

ÉDITORIAL

Emmanuelle Granier, Michèle Simon

Qui rame dans le sens du courant
fait rire les crocodiles (proverbe africain[1]*)*

Poussée par les alizés, la (Nouvelle) revue de l'Enfance et de l'Adolescence (re)fait[2] peau neuve. Nouvelle ? Disons plutôt, entre parenthèses : (nouvelle) ! Ce procédé, stylistique ou typographique, ces deux modestes arcs, mettent en exergue ce qu'ils isolent, couvent, embrassent, au prétexte de le modérer. Ou bien, tout comme dans le numéro « média (c) tions », la mise entre parenthèses suggère à qui veut l'entendre l'intrication entre le discours et l'acte, l'inconfort du choix et son corollaire, le renoncement à la jouissance au sens psychanalytique, pour introduire la césure par où se faufile parfois la création. Tel le homard adolescent de Françoise Dolto, voici donc notre Revue quittant à nouveau son ancien habit. Elle se transforme en s'adaptant aux changements climatiques, à leurs caractéristiques, et s'en imprègne. En Afrique par exemple, le vent chaud du Nord Est (clin d'œil à l'éditeur, bien sûr), éclaircit le ciel et accroît la luminosité. La caravane des voyageurs scripteurs poursuit son périple, laissant les traces chères à Deligny du serpent ou du lézard dans le sable[3] à leur destin d'écritures. Le non-nouveau, pour ne pas dire, sans fard ni fausse pudeur, l'ancien, ne mérite pas l'oubli, mais bien plutôt la référence et le désir de poursuivre.

---

[1] Midal F., 2007, *L'essentiel de la sagesse africaine,* Presses du Châtelet.
[2] Voir Granier E., Simon S., éditorial, « Média(c) tions actuelles », 2018, Revue de l'enfance et de l'Adolescence, Eres, Toulouse.
[3] Granier E., Petry P., introduction, ibid.

Notre collectif de travail en éprouvera d'autant moins de difficulté que la plupart de ses membres ont largement contribué aux numéros précédents de la Revue de l'Enfance et de l'Adolescence.

Toutefois, le respect du lecteur, de l'auteur, du libraire et autres acteurs, nous incite à préciser, de nouveau, notre projet : prendre soin, innover, inventer, construire, des numéros à thème autour de l'enfance, l'adolescence, la famille, le social, la culture.

Le projet éditorial se positionne toujours sur la place faite à l'enfant, l'adolescent, à leurs familles, aux professionnels, dans nos institutions. Encore davantage, nous souhaitons une mixité à tous les niveaux : auteurs (« universitaires » ou dits « de terrain »), coordinateurs de dossier thématique pour chaque numéro, comité de rédaction. Cette vision n'entrave pas à notre sens la qualité de la revue, bien au contraire. Ambitieuse, peut-être, elle se donne l'objectif de se démarquer d'une « zone de confort » que serait l'entre soi, pour aller vers ce qui paraît nécessaire au processus créatif : désir de savoir, d'échanger, de se nourrir mutuellement.

Pour ce numéro (encore) un peu particulier, l'effet de surprise et de rencontre a bien joué son rôle : attiser notre curiosité, notre plaisir à relire, écrire, dialoguer avec les auteurs. En effet, le dossier coordonné par le Docteur Nicolas Girardon et Madame Michèle Simon aborde un sujet grave, celui de la douleur du corps de l'enfant, de l'adolescent - ce corps que nous, professionnels, parents aussi parfois, admirons voire envions pour sa souplesse, sa force, sa fragilité. Ces textes nous enrichissent par leur exigence, nous donnent de l'espoir en notre action ; ils nous émeuvent parfois aussi, nous transportent au « pays des hommes intègres[4] », nous invitent dans leurs thérapies à travers des descriptions cliniques aussi simplement formulées qu'elles évoquent des dispositifs de soin sophistiqués.

Par ailleurs, un petit cabinet de lecture accueillera en fin d'ouvrage le voyageur d'articles pour une pause bien méritée avec un auteur, écrivain, réalisateur, concepteur, créateur, orienté évidemment vers notre sujet de préoccupation. Le jeu vidéo y aura une place de choix dans cette revue où

[4] Burkina Faso

l'émergence de nouveaux outils, l'intérêt pour les transformations sociétales, stimulent nos recherches.

Enfin, signalons qu'un site[5] soutient la revue, ses appels à projets, publie les annonces d'évènements à la guise du lecteur et dans le respect de l'éthique. La présentation d'un jeu vidéo narratif, *life is strange*, proposera donc une conclusion dont la thématique est le voyage dans le temps. Comme un petit air de déjà-vu…

Emmanuelle Granier,
Psychiatre, praticien hospitalier en secteur
de psychiatrie infanto juvénile, psychanalyste.

Michèle Simon,
Psychologue, Fondation Santé des Étudiants de France,
centre médical et pédagogique de Neufmoutiers-en-Brie,
relais collégiens lycéens Melun Val de Seine, psychanalyste

[5] Association-recherche-enfance-adolescence.org

DOSSIER

CORPS SOUFFRANT, CORPS PERSÉCUTEUR

INTRODUCTION

Dr N. Girardon[1]

Depuis une quinzaine d'années nous travaillons au chevet d'adolescents et de jeunes adultes hospitalisés dans les suites d'un accident de la voie publique, d'une maladie chronique ou au décours d'une mise en danger grave ayant provoqué un polytraumatisme dans le cadre d'un saut dans le vide en particulier. Nos services de Médecine Physique et Réadaptation et de pédiatrie de l'adolescent accueillent également de plus en plus fréquemment des formes cliniques de somatisations durables et complexes entraînant un handicap physique et une incapacité d'être scolarisé normalement. Ces manifestations entrent dans le cadre notamment des troubles douloureux somatoformes persistants et des troubles dissociatifs de la motricité et des organes des sens (CIM 10[2]). Dans toutes ces situations, le corps de l'adolescent risque de devenir *persécuteur* pour le sujet, mais aussi pour l'entourage par la menace qu'il fait peser sur son autonomie naissante et ses répercussions psychiques. Le corps pris en soin acquiert dans un premier temps le statut de victime, le temps de la réanimation ou du diagnostic, avant de devenir l'objet de toutes les récriminations quand l'évolution clinique vient entraver la reprise d'une vie scolaire ou professionnelle dans le milieu ordinaire.

Quand les séjours hospitaliers sont longs, répétés et les enjeux incertains en termes de pronostic vital ou fonctionnel, l'adolescent doit affronter dans son corps menacé une réalité

---

[1] Dr N. Girardon, Psychiatre, Centre Médical Pour Adolescents (CMPA) Neufmoutiers Fondation Santé des Etudiants de France (FSEF), nicolasgirardon@gmail.com

[2] Classification Internationale des Maladies, 10 ème édition

médicale technique et souvent multiple lorsque plusieurs équipes spécialisées interviennent successivement, venant interférer dans les relations parents-enfants en mettant souvent en tension la sécurité de l'attachement, les conflits d'identification et l'intégration d'une unité psychocorporelle mise à mal par la pathologie.

Dans d'autres circonstances cliniques, le corps *persécute* parce qu'il n'est plus accepté comme tel et doit être transformé, voire éliminé en partie du moins. La problématique identitaire concerne parfois une partie du corps (délire de filiation, dysphorie de genre, syndrome de Münchhausen…), ou sa quasi-totalité (dysmorphophobie dans l'anorexie mentale).

Persécuter c'est « poursuivre avec assiduité » (Larousse). Or « le premier objet qui se présente au "je" comme capable d'exercer et coupable d'exercer à tout coup un pouvoir mortifère persécuteur, c'est le corps propre », nous dit P. Aulagnier (Aulagnier, 1991). Les situations de menace sur le corps de l'adolescent évoquées plus haut remettent en question sur un mode traumatique la distance relationnelle avec l'entourage et viennent interroger le lien de filiation au sens de Jean Guyotat (Guyotat, 1995) par les remaniements identitaires qu'elles induisent. « Poursuivis sans relâche » par un organisme qui ne répond plus aux attentes relationnelles, cognitives ou affectives d'un processus d'émancipation adolescent, traduit assez bien le vécu corporel de ces patients frappés d'un accident corporel, d'une maladie chronique ou d'une dysmorphophobie globale ou partielle et que nous rencontrons dans nos services.

Or ce corps ne devient-il pas en même temps une « solution » au problème identitaire, quand il prend la fonction de « régulateur » émotionnel selon l'expression de Philippe Jeammet (Jeammet, 1998) en particulier dans les troubles du comportement alimentaire, mais aussi comme nous l'observons de plus en plus fréquemment dans les tableaux de douleurs chroniques ? Et, plus radicalement, quand le corps médical décide de bloquer la puberté par un traitement hormonal voire transformer ou plus tard supprimer de manière définitive une partie de l'anatomie dans le cas des dysphories de genre à l'adolescence. Les pathomimies, certaines formes frontières de troubles somatoformes avec le syndrome de Münchhausen sollicitent également l'intervention du médecin pour agir de manière souvent invasive, voire destructrice, sur ce corps pris pour cible par l'adolescent et les parents.

Nous proposons ainsi de décliner dans ce dossier l'ensemble des situations évoquées dans cette introduction dans une perspective psychopathologique au travers d'une sémiologie ayant pour cible tout ou une partie du corps, enrichie d'une réflexion dans les domaines de l'anthropologie, de la sociologie et de la médecine. Certaines médiations thérapeutiques spécifiques vont être également détaillées et leur pertinence dans ces situations parfois critiques démontre dans ce contexte particulier du corps souffrant toute leur valeur.

Bibliographie

AULAGNIER P., 1991. La filiation persécutrice, in *Un interprète en quête de sens*, Payot,

GUYOTAT J. 1995. Filiation et puerpéralité, *Logiques du lien*, PUF,

JEAMMET PH. 1998, La mort dans la dynamique de l'adolescence, in *Études sur la mort*, L'esprit du temps, 113.

APPROCHE ANTHROPOLOGIQUE ET SOCIÉTALE

Le corps persécuteur à l'adolescence. Wedraogo[1], ou la question du hasard

Christine Theodore[2]

Recevoir un sujet au sein d'un cadre clinique présupposant un regard complémentariste (Devereux, 1983, 1985, 1998), contraint à un double discours. Il ne s'agit donc pas ici de réduire le propos en mettant le champ anthropologique au service de la psychologie, mais de déployer successivement deux méthodes d'analyse. Selon Attane (2002/3), « les modalités de construction de l'identité masculine dans les sociétés sahéliennes sont en nette mutation. Si le fait de se marier reste une étape essentielle à l'autonomisation des hommes, il est aujourd'hui compliqué par le contexte socio-économique, comme par la transformation des attentes individuelles. » Nous verrons comment, chez le sujet dont il est question, des problématiques identitaires relevant de l'inscription au sein d'un lignage sont mises en question lors des remaniements subjectifs augurant la construction d'une identité singulière. Le corps symptomatique semble alors

[1] Wedraogo est l'ancienne version écrite d'Ouedraogo. Il s'agit du nom de l'ancêtre des Mossi, qui fait référence à l'étalon sur lequel sa mère (princesse Yennega), part en brousse en désaccord avec son père. Au décours de cette escapade, elle rencontre un chasseur : Rialé (venant du Ghana selon certaines versions du mythe oral). C'est de leur union que naîtra le premier des mossis (c'est ce qui explique la grande fréquence de ce nom de famille au Burkina Faso).

[2] Christine Théodore, Psychologue, psychanalyste ; responsable clinique de l'Unité Départementale Intersectorielle d'ethnopsychiatrie (UDIE), « la causerie », Etablissement Public de Santé (EPS) de Ville-Evrard.c.theodore@epsve.fr

dénoncer un ordre symbolique qui n'arrive pas à faire monde. (Bonnet, 1988.)

La rencontre avec ce jeune sujet masculin de vingt-deux ans (habitant le quartier de la Patte d'oie au Sud de la capitale du Burkina Faso, Ouagadougou) a eu lieu lors d'une session de formation au sein du service des urgences[3], au CHU Yalgado, début avril 2018. Au Burkina Faso, en 2014, les adolescents (10-24 ans)[4] représentent plus du tiers de la population[5]. Les problématiques liées aux addictions préoccupent les acteurs de la santé et l'indigence de la prise en charge spécifique des adolescents pose de graves problèmes de santé publique.

C'est ainsi que C. est reçu, au service des urgences, en psychiatrie adulte, puis hospitalisé. Notre interlocuteur est le fils d'un père et d'une mère d'ethnie mossi. Il est de confession musulmane. Sa langue vernaculaire est le moré[6] (un des internes en psychiatrie nous a servi de traducteur, bien que la majorité de l'entretien se soit déroulé en français). C. est le fils aîné de la première épouse d'un père douanier, remarié. Il a une grande sœur et deux petits frères (issus du même père et de la même mère). Il devait soutenir cette année, un diplôme finalisant un cursus orienté vers la banque et la finance. Des insomnies auraient empêché cette soutenance. Il voulait exercer un métier lié à la banque et au marketing.

Nous interrogeons donc C. alors qu'il est hospitalisé, en présence de son « accompagnante »[7]. En réalité, nous apprendrons de notre interlocuteur que le déclenchement des difficultés commence avec des prises régulières d'alcool, dès l'âge de quatorze ans. Il se souvient qu'il ne parlait pas beaucoup, et qu'il a com-

---

[3] Coopération inter-hospitalière entre l'EPS de Ville Evrard (Seine Saint Denis) et le CHU Yagaldo. Cette session est centrée sur l'accueil des addictions aux urgences psychiatriques du CHU Yagaldo (addictions enfants/adolescents/adultes).

[4] *Z. C. Méda, M. Yaogo, I. Sombié, J. Ouédraogo, A. Traoré, O. D. Sanon, G. L. Sawadogo, S. Kaboré, H. Hien, W. R. Sawadogo,* « Santé des adolescents et des jeunes au Burkina Faso : état des lieux et priorités », Science et technique, Sciences de la santé, Vol. 40, n° 1, 2017.

[5] INDS (Institut National de Statistiques et de la Démographie du Burkina Faso), « la population générale du Burkina Faso de 1997 à 2006 », p. 1-69: 15.

[6] La langue moré étant par ailleurs une des trois langues officielles du pays. Elle peut parfois servir de langue véhiculaire.

[7] Il est impossible d'être hospitalisé dans le service en l'absence d'un membre de la famille ou du cercle amical (celui-ci prendra en charge les soins hospitaliers liés à l'hygiène, à la nourriture etc.…).

mencé à boire du « Johnny », à cause de ce qu'il nomme la « dépression ». Il buvait avec les amis, à l'école. Ça lui permettait d'être joyeux. C'est au moment de sa scolarité au sein de l'école d'administration qu'il aura affaire à un événement de corps. Au décours d'un accident de la route à forte composante traumatique, il recevra sept poches de sang. C'est à partir de ce point de repère traumatique qu'il explique ses insomnies récurrentes. Lors de son hospitalisation, il aura été saisi d'une grande perplexité. Il ne comprend pas la présence d'un sérum blanc et jaune accroché à la potence de son dispositif de perfusion. Il était venu pour soigner son pied suite à un accident, on ne lui a pas dit qu'il souffrait du paludisme.

C. nous décrira « l'accident » avec précision : « On m'a cogné. J'étais vers la pharmacie. Je voulais traverser. Il m'a cogné. Avant de vouloir traverser, il y avait deux voitures... elles ont respecté. On était trois à vouloir traverser. Lui il a voulu griller (la voiture) ... les autres ont continué tout droit et moi je voulais passer. Je partais pour aller payer (acheter NDLR) quelque chose ». Il donne la date de ce qui a fait événement : le six janvier de cette année. Il reprend son récit : « Ma tête a tapé le goudron. Mais ça va... ». Il s'en sortira avec deux fractures au pied, un probable traumatisme crânien et une indéniable confusion mentale. Il attendra treize jours avant d'aller à l'hôpital.

C. nous racontera des hallucinations : « Je voyais des gens qui n'existent pas. Je les voyais. Ça a commencé vers trois heures, juste le visage. Ça parlait pas ». Ce qu'il voyait était très clair. Il s'agissait de sa sœur et d'amis, comme si on lui rendait visite. Longtemps, sa mère (décédée) prendra la forme d'une « figure ». Elle apparaissait, habillée en noir. Son regard n'était pas gentil et pourtant, elle souriait. Notre interlocuteur nous expliquera que toutes les personnes qu'il voyait ne faisaient que sourire. Il ajoutera que même lui ne faisait que sourire. Il décrira précisément la perte de son rapport à la réalité : il ne savait plus où il était. Il croyait qu'il était « en famille ». Il tentera de fuguer de l'hôpital en pleine nuit. Il sortira avec sa perfusion qu'il appelle son « sérum ». La présence d'un gardien et de la police à l'entrée de l'hôpital lui fera rebrousser chemin. Au moment de notre rencontre, il déclarera ne plus dormir depuis trois mois et faire l'objet d'hallucinations visuelles constantes. Une voix d'homme, « plutôt sympa », serait également apparue.

Afin d'endiguer ces nombreux phénomènes, il a recours à la prière pendant la nuit. Les hospitalisations (une première d'un mois et demi, puis du dix-huit février au sept mars) ont réduit notablement les symptômes, qui reprennent cependant lors des retours à la maison.

La sœur aînée de C. décrira une bonne qualité de sommeil les jours précédant l'entretien, mais le jour principalement. Elle évoquera une irrégularité constante à propos du comportement de son frère (les « phénomènes » (hallucinatoires NDLR), et les troubles du sommeil durent deux ou trois jours puis semblent s'amender sans qu'elle ne comprenne à la faveur de quelle intervention se produisent ces changements). Elle observe depuis un an des symptômes négatifs. Elle ne met pas ces symptômes en relation avec l'alcool.

À ce moment de l'entretien, nous proposons une première tentative d'interprétation. Nous tentons de mettre en rapport la période aiguë contemporaine de notre rencontre avec celle de la soutenance. Nous évoquons à voix haute l'idée que les troubles actuels empêchent C. de réussir un diplôme qui lui permettrait de travailler, donc de gagner de l'argent et de se marier. Nous émettons donc une première hypothèse tirée du référentiel culturo-religieux. N'est-il pas accompagné d'une « femme de la nuit »[8] qui empêcherait sa rencontre avec une femme humaine ? Cette première hypothèse est invalidée par C. qui nous répond que cela vient sans raison.

Il poursuivra en finissant par évoquer son envie de mourir : « Si mort, ça serait mieux... J'ai pris des comprimés avant l'accident, cinq Tramadol. J'ai appris le mode d'emploi par Internet. J'ai cru que le lendemain, j'allais pas me réveiller. J'avais laissé une lettre. L'enveloppe était au nom de la famille. Je me suis réveillé. Je me suis demandé où j'étais ».

Il confiera avoir cette idée depuis le collège. Des amis se sont suicidés depuis. De très bons amis (cinq précisément) se sont donné la mort, parfois au décours d'« accidents ». Au cours des dernières années, trois ont pris des médicaments et se sont

---

[8] Il s'agit de l'intervention d'êtres invisibles qui surviennent la nuit pour avoir des rapports sexuels. Souvent les proches entendent une agitation derrière la porte au moment du coucher. Ils entendent leur proche dialoguer avec cet invisible. La plupart du temps, des traces de lutte sont repérables au matin.
http://lesechosdufaso.net/le-phenomene-des-maris-et-femmes-de-nuit-des-specialistes-se-prononcent/

jetés sous des voitures. Il précisera que les cinq avaient des problèmes avec leur père.

Il nous fera part de sa propre interprétation, surgie dans l'après-coup de sa perplexité à propos du « sérum » : « C'est venu d'un côté pour me tuer. On m'a fait des examens. On envoie les résultats. Pourquoi le directeur (docteur) dit : tu as ça, tu as ça ». La confusion entre des lésions dues à un accident et un diagnostic de maladie dans le même temps le met à mal.

C. nous explique qu'avant l'« accident » il se sentait bien. Mais ensuite, il nous décrit les symptômes négatifs d'un trouble de l'humeur couvrant une période de trois mois, précédant l' « accident ».

En octobre, il avait perdu du poids. Il ne mangeait plus. Il s'enfermait et buvait de l'alcool. Il évoque un important retrait social, se décrivant « réservé » au cours de cette période. En novembre/décembre, il avait « commencé à couler des larmes ». Il constatera à ce moment-là qu'il a un problème, car il « faisait beaucoup d' « accidents » ». Il en dénombrera cinq. À l'époque une certitude envahit C. : j'ai sept mois à vivre. Je vais mourir.

La sœur de notre interlocuteur ajoutera que le quatre janvier il a recommencé à pleurer. « Je lui ai supplié de dire la vérité » (à propos de ce qui lui arrive NDLR). Elle ne l'avait jamais vu pleurer comme ça, même dans l'enfance. Elle ne comprend pas. Pour elle, il est étudiant dans une école réputée, sa vie devrait lui convenir. Notre interlocutrice nous informe que la famille fait appel à un référentiel « traditionnel »[9] et qu'à ce titre, chaque année, ils doivent donner un bœuf en sacrifice. Il y a même une hypothèse qui a été formulée au sein de la cour[10] : C. aurait « travaillé »[11] avec un oncle contre son père. Ils ont pensé que les troubles de C. venaient de là.

Nous apprendrons que C. avait en réalité été recruté par un groupe dirigé par un leader charismatique, promettant la bonne fortune, à condition de s'acquitter d'une obole relativement conséquente. En janvier, C. n'a pas pu fournir la « commande ». Le « manager » aurait prononcé des malédictions sous forme de

---

[9] Nous rappelons ici que la notion de tradition est une donnée construite dans un contexte politique notamment, et ne recouvre pas forcément le vocable « autochtone » par exemple.

[10] La cour symbolise l'ensemble des habitants de la famille élargie, résidant au sein de la même unité d'habitation, patrilocale chez les mossis)

[11] Ici au sens de « pratique sorcellaire ».

prémonitions : « Tu vas mourir, car tu n'as pas remis l'argent ». C. aurait confié la somme due à un cousin du village. Celui n'aurait pas remis l'argent à son destinataire, car il l'aurait « mangé » (dépensé) pour lui.

Après avoir eu recours au soin traditionnel (sacrifice de nature divinatoire), qui lui commandait de « remettre » des petits « canaris »[12] (les offrir à une catégorie de personne de type indigent, vieille personne, homme pieux, ou mère de jumelle, etc.). Les « gens » (tradi-thérapeute et/ou groupe social) ont dit que c'était fini (l'attaque mystique).

C. nous objecte qu'il continue de maigrir. Il précise : « Je vomis, rote, fais des selles presque « mou », j'évacue des gaz… ». Alors qu'il se rend à l'hôpital Blaise Compaoré pour des examens et un pansement, il pense qu'il va faire un « accident ». Il a « fait » un accident.

Les résultats des examens ont montré un foie augmenté en volume[13]. On lui explique qu'il s'agit de graisse, on le rassure.

Nous en viendrons à évoquer la question des relations de C. avec son père. Celui-ci est douanier de métier et réside à l'heure actuelle avec sa nouvelle épouse au sein de Gonghin (quartier ouest d'Ouagadougou). Il est également partie prenante des affaires de responsabilités coutumières de sa région d'origine (Korsimoro, sur la route de Kaya, à 70 km au Nord de la capitale, Ouagadougou) : chefferies coutumières (chefferie de village/chefferie de terre) et royauté.

Les relations père-fils sont extrêmement violentes. Cet état de fait, émanant, semble-t-il, essentiellement du père qui se constitue en modèle d'inconduite au sein du cadre moderne urbain (femmes, alcool, violence). C. évoque une dispute où son père et lui se frappent. « On s'entendait pas, il a voulu me tuer avec un pistolet ». Depuis la mise à la retraite du douanier et son accession à la chefferie, ces menaces se sont arrêtées. Le père de C. est originaire de Korsimoro qui est une ville chef-lieu, et une ancienne capitale du royaume de Boussouma (un ancien royaume traditionnel Moaga[14] (mossi)).

---

[12] Un canari est un récipient en terre cuite. En Afrique de l'Ouest, il sert généralement de réserve d'eau fraîche.

[13] La mort des individus de sexe masculin avec un diagnostic de cirrhose est une préoccupation majeure au Burkina, ainsi que les accidents de la route.

[14] Elle abrite les tombes royales. Le premier ministre du roi de Boussouma y réside (Kougr'Zougou) ainsi que le grand chef de terre du royaume (Tengsoba

Ainsi, C. se retrouve pris dans un système de références qui ne s'articulent pas :

- Le dispositif citadin, moderne : individuation, réussite dans les études, présence de l'argent comme monnaie d'échange, inconduites citadines, médecine conventionnelle, etc.
- Le dispositif rural, traditionnel : conduites groupales, don /contre don, prescription culturelle des conduites, médecine traditionnelle, etc.
- Le dispositif religieux musulman.
- Le dispositif clanique, familial.

Il semble que le père de C. ait été peu enclin à transmettre à son fils aîné des façons de se construire en tant que personne au sein d'une organisation sociale. C. est allé à l'école. Il n'a pas été confronté au savoir initiatique ni « au pouvoir, dans ses relations intergénérationnelles » (Bonnet, 2010). Il conteste l'autorité paternelle. Bonnet s'interroge, à propos des transformations au sein de l'organisation sociale. « L'enfant va-t-il devenir un acteur social prêt à exprimer des revendications ou un renversement des hiérarchies ? » (Bonnet, 2010).

C. est un aîné de fratrie, susceptible de devenir aîné de lignage et d'accéder à des fonctions traditionnelles importantes. Cette position entraîne une nature du lien au père spécifique : une certaine distance relationnelle teintée d'agressivité générée par un dispositif qui met ce fils en position d'héritier du trône. Il est supposé recevoir de son père un champ de case (les champs de case sont proches du village, contrairement aux champs de brousse situés en périphérie). Le mariage de ce fils est d'autant plus un enjeu paternel qu'il est susceptible de produire les enfants de l'aîné du lignage. Une hypersexualité (des conquêtes féminines nombreuses), du fils du chef serait également la

---

de Tangporin). Korsimoro est le lieu de résidence de la plupart des ministres importants du roi de Boussouma tels que le Boal'naaba, le Goudr'naaba, le Widi naaba et le Bend'naaba. Le collège électoral pour la désignation du nouveau roi y siège et a comme président le premier ministre qui assure la régence. Le Basga, importante fête coutumière du roi de Boussouma, se déroule à Korsimoro dans sa grande partie (rites et réjouissances populaires) et a lieu au mois d'octobre de chaque année. En fait, le Mogho (royaume mossi), est constitué de douze « royaumes ».

bienvenue, car elle constituerait la preuve d'une certaine vitalité de la chefferie.

Tenu en dehors des affaires du village (la mise à distance est renforcée par l'absence d'initiation traditionnelle et de scarifications identitaires instaurant un certain rapport à la virilité par l'intermédiaire de la douleur corporelle (Rouers B., 2008), C. s'équipe du signifiant « accident », là où n'importe quel traditionaliste lui répondra : il n'y a pas de hasard en Afrique.

Citadin équipé d'un père fonctionnaire violent et alcoolique ainsi que d'une mère décédée, il cherche à endiguer angoisse et perplexité en usant d'un corps persécuté et persécutant, car il ne peut faire usage d'un corps social efficient. En effet ce corps adolescent devrait constituer le lieu d'émergence des pulsions sexuelles. L'alcool constituera en premier lieu une tentative de traiter la survenue des premiers émois orientés du côté de la pulsion de mort (face à des tentatives plus ou moins conscientes d'autodestruction attaquant le corps ; il s'agissait avec l'alcool de devenir joyeux). Puis le paludisme et la graisse sur le foie feront survenir une intentionnalité persécutrice. Enfin, les accidents constitueront des événements vécus dans un contexte de hasard troublant.

Nous parviendrons à organiser un discours soutenu par un référentiel collectif, celui de la tradition. Il a été possible au sein de ce régime de significations de proposer des hypothèses d'actions mystiques convoquant un monde organisé avec des agents humains et non humains. Les « désordres » vécus dans le corps et le psychisme ne provoquaient qu'angoisse et perplexité. Désordres dé-subjectivés illustrant quasiment les « modèles d'inconduite »[15]. En effet, l'alcoolisme et les acci-

[15] « Parfois la culture elle-même fournit des directives explicites pour le mésusage des matériaux culturels, et cela tout particulièrement dans les situations de stress fréquents mais atypiques. La directive qui nous intéresse ici et la suivante : "Garde toi de devenir fou, mais si tu le deviens, conduis-toi de telle ou telle manière". Chaque société a des idées sur "comment les fous se conduisent" ». G. Devereux (Devereux, 1956), nous a proposé une classification ethno-psychiatrique des désordres psychiques : les désordres sacrés, les désordres types, les désordres idiosyncrasiques et les désordres ethniques. Les premiers concernent les troubles qui surviennent chez le chamane. Les seconds sont les désordres propres à la société qui les produit (ainsi en est-il de la schizophrénie qui survient dans les sociétés qui possèdent un nombre important d'items culturels dans lesquels l'orientation est impossible pour certains individus). Les désordres idiosyncrasiques surviennent chez les individus dont les défenses ne sont pas suffisamment fortes pour faire face à des traumatismes culturels. Enfin les désordres

dents de la route en sont une parfaite illustration. L'alcool et les voitures constituant les objets désirables de la modernité.

Les attaques en sorcellerie visent le clan (la royauté, la fécondité, les récoltes...) et permettent de réintroduire C. au sein de son corps social. Ce discours partagé par le groupe propose des remèdes consistant en divers traitements du corps et de l'identité individuelle (lavages à l'aide de décoctions, port de talismans, procédures divinatoires orientant le destin). Ainsi ce dispositif permet de traiter le fils aîné d'un roi mossi (Vinel, 2013). Là où les rituels collectifs d'intégration à la société villageoise traditionnelle n'ont pas été effectués, des actions thérapeutiques permettront de traiter une crise individuelle sous forme de consultation chez un devin, phytothérapeute, manipulant les symboles à l'aide d'objets rituels (Théodore, 2015).

« Il importe de relever que l'enfant est entendu à travers les souffrances de son corps. Son corps parle, il est objet de communication, et les parents, la famille ou les devins interprètent et traduisent les messages des esprits de l'au-delà, *via* ses souffrances physiques, ses maladies ou ses malformations. À travers son corps, ce sont les esprits, les ancêtres ou quelquefois des parents de l'au-delà qui envoient des messages pour signaler le mal-être de l'enfant. Mais le symptôme de l'enfant ne parle pas que de lui : il peut s'agir aussi d'une transgression sociale commise au sein du lignage (adultère, funérailles non accomplies, etc.) que la souffrance de l'enfant révèle aux membres de la famille. Peut-on parler, dans ces systèmes lignagers, d'un paradoxe entre la valeur accordée au corps de l'enfant – en tant que signifiant « parlant » individuel et collectif – et sa parole socialement subordonnée à un statut intergénérationnel ? Ou bien ce système d'interprétations ne fait-il que renvoyer à une certaine théorie de la personne humaine qui s'inscrivait dans une cosmogonie organisée au sein d'une organisation sociale lignagère et qui est en cours de modifications ? ». (Bonnet, 2010)

Bibliographie

ATTANE, A. 2002. « Identités plurielles des hommes mossis (Burkina Faso) : entre autonomie et précarité », *Nouvelles*

---

ethniques : l'Amok et le *Latah* des Malais, le *Windigo* des Algonquins, sont des modèles d'inconduite.

Questions Féministes 2002/3 (Vol. 21), p. 14-27. DOI10.3917/nqf.213.0014.

BONNET, D. 1988. *Corps biologique, corps social : Procréation et maladies de l'enfant en pays mossi, Burkina Faso*, Orstom, 138 p. (mémoires ORSTOM ; 110) ISBN 2-7099-0859X

DEVEREUX G.1972, *Ethnopsychanalyse complémentariste*, Paris, Flammarion. (Réédition 1985).

DEVEREUX G. 1970, *Essais d'ethnopsychiatrie générale*, Paris, Gallimard, (réédition poche, Paris, Gallimard, coll. "Tel", 1983), (ISBN 2-07-028206-6).

DEVEREUX G. 1980, *De l'angoisse à la méthode dans les sciences du comportement*, Paris, Flammarion, [1967 pour l'édition originale en anglais], 474 p., réédition, Paris, Aubier Montaigne, 1998, (ISBN 2-7007-2186-1).

DEVEREUX G. 1977. « Normal et anormal », 1956. In : *Essais d'ethnopsychiatrie générale*. Paris : Gallimard, « Tell », 3e éd.

ROUERS B. 2008. « Les marques corporelles des sociétés traditionnelles : un éclairage pour les pratiques contemporaines », *Psychotropes* 2008/2 (Vol. 14), p. 23-45. DOI 10.3917/psyt.142.0023.

THÉODORE C. « *Objets d'initiation : Rencontre avec un chasseur dozo - Échanges d'objets et modification des interactions* », Paris, coll. Ethnologie, l'Harmattan, 2017, 262 p.

Webographie

BONNET D. 2010. « La construction sociale de l'enfance : une variété de normes et de contextes », *Informations sociales*, 2010/4 (N° 160), p. 12-18. URL : http://www.cairn.info/revue-informations-sociales6201064-page-12.htm

VINEL V. 2013. « Être et devenir Sikoomse », *Cahiers d'études africaines* [en ligne], 158 | 2000, mis en ligne le 20 novembre 2013, consulté le 25 janvier 2017.
URL : http://etudesafricaines.revues.org/174 ;
DOI : 10.4000/études africaines.174

L'offre et la demande

Patrick Clervoy[1]

Des demandes nouvelles

Une jeune femme se présente au cabinet d'un chirurgien ophtalmologue orienté vers la chirurgie esthétique. Elle pose une photo sur le bureau de consultation. C'est un gros plan sur le visage d'une actrice de cinéma. Elle demande : « Je voudrais des sourcils comme elle ». La jeune femme explique qu'elle n'est pas satisfaite de ses sourcils, pourtant bien dessinés, arrondis et symétriques. Elle veut des sourcils « qui fassent une pointe », en accent circonflexe.

Une autre jeune femme se présente au cabinet d'un chirurgien plasticien. Elle pose un soutien-gorge sur la table. Le sous-vêtement est neuf avec son étiquette. Elle dit : « Je voudrais des seins qui correspondent à cette taille ».

Les chirurgiens plasticiens racontent que leur consultation se développe avec une catégorie nouvelle de patients : des adolescents qui font des demandes esthétiques qui ne concernent aucune disgrâce, aucun défaut particulier, mais une demande singulière, celle de leur donner des traits physiques qu'ils n'ont pas et qu'ils ont identifiés chez d'autres personnes. Il y a peu de variations dans ces demandes. Ce sont souvent les mêmes, pour répondre à des canons esthétiques qu'ils trouvent sur Internet.

Un moteur de recherche dans lequel ont été entrés les mots-clés *Barbie surgery*, *Ken surgery*, ou *elfic surgery* présente une série de jeunes personnes qui ont fait refaire leur visage et des

---

[1] Patrick Clervoy est médecin psychiatre du Service de santé des armées, Professeur agrégé du Val-de-Grâce.
Les cas cliniques ont été extraits de l'ouvrage de Patrick Clervoy, Les pouvoirs de l'esprit sur le corps. Ed Odile Jacob 2018

parties du corps pour ressembler à un modèle idéalisé. Ils demandent l'apparence physique d'une idole du moment – elle-même déjà refaite par la chirurgie plastique —, d'une poupée célèbre, de personnages de cinéma. Ce n'est pas la beauté qui est demandée, c'est une identité forgée à partir d'une figure virtuelle. Ils veulent ressembler à un personnage connu. Ils peuvent même demander à devenir laids ou effrayants. Certains demandent le tatouage en noir de leur conjonctive avec la greffe de dents de vampire. D'autres des injections musculaires et un tatouage vert pour ressembler au superhéros Hulk. D'autres encore demandent à se faire couper la langue en deux pour avoir une langue reptilienne (*Human snake tongue*) …

Ils ne demandent pas à s'individualiser, à être uniques. C'est même le contraire. Ils veulent ressembler à un personnage fictif qui existe en figurine ou au cinéma. Ils ne veulent plus être une personne pour incarner un personnage et en jouir sur les réseaux sociaux. Pour comprendre comment on en est arrivé à cette évolution en chirurgie esthétique, il faut comprendre comment s'est instaurée, entre un chirurgien et son patient, la relation entre l'offre et la demande.

Du droit à obtenir ce que la chirurgie propose

Nous allons éclairer cette évolution avec deux histoires. La première fut le cas d'une femme de 45 ans que j'avais rencontrée dans un moment de crise, lors d'une consultation à l'hôpital. Elle était très en colère. Elle menaçait le chirurgien qui se tenait devant elle. Il était bien embarrassé, car elle venait de s'entailler le ventre avec une paire de ciseaux qu'elle avait prises sur son bureau. La colère de cette femme n'avait pas diminué après. Elle était juste un peu plus calme. Elle avait posé les ciseaux. La tension restait vive entre les deux. Dans le rapport de force qui l'opposait au chirurgien, le geste brutal qu'elle venait de faire lui donnait l'ascendant. Elle avait réalisé sur elle une esquisse de la chirurgie que le médecin lui refusait. Une dizaine d'estafilades superficielles et longues de vingt à trente centimètres lui barraient le ventre de gauche à droite. Elle s'était rhabillée. Elle voulait maintenant quitter l'hôpital pour mettre sa menace à exécution : prendre un couteau et ouvrir une plaie plus profonde pour être hospitalisée à nouveau via le service des urgences et obliger ce chirurgien ou un autre à faire ce qu'elle exigeait qu'ils lui fissent.

Voilà ce qui avait déclenché sa colère. Elle devait se faire opérer la semaine suivante. Une chirurgie à visée esthétique pour corriger les plis de peau qui boudinaient son ventre. Au début le chirurgien avait accepté. Puis il s'était montré réticent à réaliser l'opération compte tenu de la personnalité de cette patiente. Il la sentait de plus en plus bizarre à mesure qu'il la rencontrait. L'ultime examen sanguin révélait une petite anomalie de la coagulation. Le chirurgien prit ce prétexte pour annuler l'opération.

« À quoi sert tout ce que j'ai fait pour arriver jusque-là ? » Hurlait-elle. Elle fit le récit des échecs et des déceptions qui emplissaient sa vie. Elle raconta comment, en abordant la quarantaine, elle décida de se consacrer à la reconstruction de son corps. Elle avait déjà fait refaire ses seins et le visage dans d'autres hôpitaux. Il lui restait le ventre. Elle disait qu'elle n'avait que ça pour donner un sens à sa vie : refaire son corps.

Le chirurgien essayait de temporiser et maintenait son refus de réaliser l'intervention. La patiente renouvelait la menace de se tailler elle-même le ventre si le chirurgien ne le faisait pas. Elle soulevait son vêtement et exposait à nouveau ses scarifications. Entretemps le sang avait séché. Elle l'exhibait pour réfuter le prétexte avancé par le chirurgien pour annuler l'opération. Finalement il la laissa partir après avoir négocié, via le psychiatre, que la patiente fût confiée à la surveillance de son entourage familial.

Par la suite cette patiente écrivit à diverses grandes instances médicales pour se plaindre. On découvrit ainsi qu'elle avait fait le tour de France des hôpitaux. Puis elle ne s'est plus manifestée. Elle avait probablement obtenu ailleurs ce qui venait de lui être refusé.

Cette histoire nous montre une revendication singulière. La patiente réclamait comme un droit ce que la chirurgie moderne pouvait lui offrir, à savoir des retouches pour rendre son corps conforme à son désir. Elle mettait en jeu sa santé physique avec les gestes qu'elle réalisait et ceux qu'elle menaçait de faire. Elle voulait commander la main du chirurgien. Si elle avait pu faire elle-même ce geste, elle s'y serait précipitée.

Imposer au chirurgien un geste qui lui est interdit

Voici le deuxième cas. C'est celui d'une femme qui disait que son corps n'était pas le bon en parlant de ses jambes. « Je ne veux plus de mes jambes ». Elle marquait une limite en haut de ses cuisses et elle expliquait : « à partir de là, ce n'est plus moi. » La rencontre s'est faite dans le service des brûlés d'un hôpital. Cette femme bénéficiait d'un rapatriement médicalisé pour des brûlures sur une jambe. Les brûlures étaient secondaires à une immersion prolongée dans la neige carbonique. L'acte était intentionnel : elle voulait s'infliger une brûlure suffisamment étendue et profonde pour d'obtenir l'amputation de sa jambe. Elle a réalisé sa tentative à l'étranger, car elle voulait être à proximité d'un chirurgien qui s'était fait une réputation internationale en militant pour ce type d'amputation « à la demande ». Manque de chance pour elle, la veille de l'intervention, la direction de l'hôpital avait évoqué un principe de précaution, au prétexte du flou éthique et juridique sur cette situation. Et ce chirurgien s'était vu refuser l'autorisation de pratiquer cette amputation. Le succès médiatique de ce médecin était devenu suspect aux yeux de ses autorités de tutelle. Trop de personnes venaient de l'étranger pour se faire amputer après s'être infligé ce type de brûlures. C'est dans ces circonstances inattendues que cette femme fut rapatriée en France sans avoir été amputée, mais toujours avec ses brûlures à la jambe et son ardente demande d'en être séparée.

Le premier entretien eut lieu dès son admission. La douleur était intense, malgré l'ingestion de morphine qu'elle avait prise à hautes doses avant l'automutilation. Le contact fut bon d'emblée. Bien qu'épuisée, la patiente insistait pour expliquer les circonstances de son geste. Elle déclara qu'elle était atteinte d'un trouble peu connu des médecins : le BIID — acronyme de *Body Identity Integrity Disorder* — soit un trouble de l'identité et de l'intégrité corporelle. Elle parlait de ses jambes comme d'une extension parasite de son corps. Elle répétait : « Je n'aurais jamais dû naître avec ces jambes. Je ne serai moi que lorsque je ne les aurai plus. » Elle disait que ces jambes l'empêchaient de réaliser la vie qu'elle souhaitait, celle d'une handicapée assistée par les moyens adaptés pour reconstruire son autonomie.

Un discours sur mesure et une symptomatologie blanche

Au cours des entretiens, elle répéta les mêmes phrases : ses jambes ne lui appartenaient pas, elles étaient étrangères à son corps et cette idée était présente dès l'enfance. Elle envisageait depuis un an diverses solutions pour s'en débarrasser. Elle planifia de se mutiler une jambe à la fois pour ne pas se mettre en danger de mort. Elle montrait ainsi qu'elle n'était pas suicidaire et qu'elle tenait à protéger son corps, du moins les parties qu'elle reconnaissait comme siennes. Elle expliqua qu'elle était en relation par Internet avec d'autres personnes qui souffraient de la même pathologie. Elle avait pu les rencontrer, elles avaient cherché l'amputation en se couchant sur une ligne de chemin de fer, méthode qu'elle jugeait trop dangereuse. C'est pourquoi elle tenta, en suivant des instructions obtenues par Internet, de se brûler avec de la neige carbonique. Quelques années plus tôt, une première tentative avait échoué en raison de la douleur. Elle n'avait pu maintenir assez longtemps sa jambe immergée dans le froid. Cette fois-ci elle avait prolongé au maximum l'immersion en prenant de la morphine. Malgré la douleur, le handicap qui allait suivre et les risques infectieux encourus, elle tint jusqu'au bout du temps nécessaire pour obtenir une brûlure suffisante de sa jambe.

Son récit était précis, factuel, sans émotion, sans hésitation et sans critique. Elle ajouta qu'elle ne souffrait ni d'anxiété, ni de dépression, ni de délire ; elle savait l'importance de ces éléments sémiologiques, car elle avait déjà répondu à plusieurs entretiens psychiatriques à la demande des chirurgiens précédemment consultés. Elle rassurait les psychiatres en confiant qu'elle avait conscience que tout cela paraissait fou et qu'elle avait longtemps dissimulé ses idées pour ne pas inquiéter son entourage. Elle complétait d'elle-même l'entretien psychiatrique en précisant qu'il ne s'agissait pas d'une perversion et que son geste n'avait aucun rapport avec un fantasme sexuel. Elle nous invita à recevoir son mari à qui elle avait confié son projet. Il la soutenait sans réserve. Il dit qu'il avait fini par se ranger de son côté et qu'il adhérait à son projet d'amputation. Il ajoutait que sa femme menait une vie normale, avec une bonne entente familiale et une vie sociale active.

Une pathologie sans antécédent

La patiente n'avait aucun antécédent médical, chirurgical ou psychiatrique particulier. On ne repérait aucun évènement majeur ou significatif dans son histoire familiale. Tout était lisse dans son récit. Seule paraissait la problématique de l'image corporelle.

Enfant — elle situa ce souvenir dès l'âge de 5 ou 6 ans — elle s'asseyait sur ses jambes dans une posture qui lui permettait de se comporter comme si elle ne les avait pas. Elle dessinait au stylo la ligne entre ce qu'elle considérait encore comme son corps et ce qu'elle considérait qui ne l'était plus. Elle mesura ainsi une limite de quelques centimètres sur chaque cuisse. Ces traits fixaient, comme elle le formulait : « la fin de son corps ». Pour autant, son développement psychologique et son adaptation sociale furent tout à fait normaux. Elle était sportive et pratiquait la course à pied. Mais aussitôt qu'elle repartait dans ses rêveries imaginatives, elle se voyait sans jambes. Elle s'imaginait en robe, flottante au-dessus du sol, rien ne dépassant en dessous. Elle était attentive aux différentes scènes de rues lorsqu'elle avait l'occasion d'observer des amputés. Elle en concevait occasionnellement un sentiment d'envie.

Lorsqu'elle rencontra son mari, elle lui annonça qu'elle avait un problème de santé et qu'elle serait peut-être obligée un jour de se déplacer en fauteuil roulant. Son mari ne fit pas attention à cette remarque, car il la jugeait en bonne santé. Ils se marièrent. Ainsi présentée, leur vie familiale paraissait tout à fait normale. Elle était, au moment où nous la rencontrâmes, mère de plusieurs enfants. Socialement, elle était engagée dans la vie associative de sa commune.

Puis, lorsqu'elle considéra que sa vie de mère de famille était réalisée, elle voulut accomplir son rêve. La mutilation d'un organisme en bonne santé est impossible en France, en application de l'article 41 du code de déontologie qui précise qu'« *Aucune intervention mutilante ne peut être pratiquée sans motif médical très sérieux et, sauf urgence ou impossibilité, sans information de l'intéressé et sans son consentement.* » La patiente s'était renseignée via Internet. Elle découvrit une communauté de personnes ayant un problème d'identité corporelle identique au sien. Elle put mettre un nom sur son trouble. Elle communiqua avec des personnes qui avaient pu se faire opérer. Elle envisagea un temps de se faire amputer en

Asie dans un pays où cette intervention était possible, mais le prix cumulé du voyage et du tarif chirurgical la fit renoncer. Elle pensa alors provoquer volontairement la nécrose de sa jambe pour obliger un chirurgien à pratiquer le geste qu'elle attendait depuis longtemps.

Le refus du soin chirurgical

Le chirurgien qui la reçut après son rapatriement mit en place un traitement par greffes. Parallèlement elle bénéficia d'un suivi psychologique. Elle affichait beaucoup de courage à chaque épreuve chirurgicale, mais jamais elle n'adhéra à la perspective de reconstruire sa jambe. Photos à l'appui le chirurgien tenta de la convaincre que ses brûlures avaient un très bon pronostic et qu'elle pourrait à terme, comme beaucoup d'autres blessés, comme l'espèrent les accidentés, marcher normalement. Elle soutint jusqu'au bout qu'elle préférait une amputation de sa jambe et accepta la mise en place d'une prothèse. Au fil du temps la guérison ne vint pas. Ses plaies ne cessèrent de suinter. On émit l'hypothèse qu'elle entretenait volontairement l'infection de ses greffes de peau. L'articulation de la cheville prit une position vicieuse qu'elle ne voulait pas corriger. Les chirurgiens convinrent alors que le pronostic fonctionnel serait meilleur avec une amputation et une prothèse. Mais elle demandait une amputation à mi-cuisse, conformément à son fantasme, alors que sa jambe était saine jusqu'à sa cheville. Une prothèse de jambe est plus fonctionnelle, parce que l'amputé une fois appareillé peut conserver la flexion du genou. Cependant, elle insista avec obstination pour que soit enlevée sa jambe bien au-delà de la partie blessée. Elle soutint alors qu'elle refuserait toute prothèse de jambe. Elle interpellait le chirurgien : « pourquoi vouloir lui faire conserver un bout d'organe non fonctionnel dont elle ne voulait plus ? »

Elle donna tous les renseignements sur les systèmes permettant aux handicapés de conduire un véhicule. Elle tenta encore de convaincre ses médecins. Son discours était paradoxal. Elle s'appuyait sur des arguments sensés pour justifier l'insensé. Plusieurs chirurgiens de différents établissements de la région nous contactèrent alors pour demander un avis. Nous recommandions de ne pas accéder à sa demande d'amputation d'une partie saine du corps.

Finalement, après deux années de soins auxquels elle n'adhérait plus, parce qu'elle avait compris que notre avis n'évoluerait plus, elle se déroba à l'équipe pluridisciplinaire qui la prenait en charge. Nous la perdîmes de vue.

Un discours relayé par Internet

Mais l'affaire ne s'arrêta pas. Au fil des mois, plusieurs évènements prolongèrent nos surprises. La patiente fit envoyer de l'étranger par des amis amputés des courriers aux chirurgiens et aux psychiatres impliqués pour les faire céder. Ils reçurent aussi des mails de colère et de menace de son entourage amical fortement mobilisé par elle. Son entourage louait son courage et dénonçait l'acharnement des médecins à vouloir conserver cette jambe dont elle ne voulait plus et pour la destruction de laquelle elle avait déjà tant souffert.

Sur des forums Internet consacrés à ces troubles, de façon anonyme, une femme se présentait avec ses caractéristiques identitaires, biographiques et médicales, à ceci près qu'elle disait avoir été victime d'un accident de la voie publique. Sur d'autres forums, elle se présentait comme biamputée.

Puis fut diffusé sur une chaîne française un feuilleton télévisé américain sur le thème de la vie de deux chirurgiens plasticiens : l'épisode *Ben White* de la série *Nip Tuck*. Cet épisode racontait le cas d'un homme qui demandait une amputation. C'était au mot près le même discours que celui de la patiente. Une répétition singulière, les mêmes formules et les mêmes arguments. Deux hypothèses étaient possibles. Soit les scénaristes d'Hollywood s'inspiraient directement des témoignages postés par les patients sur les forums Internet, soit les téléspectateurs étaient influencés par les récits qui leur étaient montrés dans les séries télévisées.

Trois ans plus tard, de manière fortuite, nous aperçûmes la patiente sur une grande avenue. Elle se promenait seule. Elle marchait avec des béquilles. Son pantalon blanc moulait le moignon de sa jambe amputée à mi-cuisse. Manifestement elle avait obtenu ce qu'elle avait demandé.

Comment et pourquoi émerge ainsi, comme une mode, une pathologie aussi spectaculaire ?

La première présentation médiatique de cette affection eut lieu en 2000. Le 17 février la BBC diffusa un reportage qui présentait Gregg, un homme âgé de 55 ans. Il ne sentait pas « complet ». Bien qu'il fût valide et en bonne santé, il éprouvait depuis des années l'impression pénible, presque douloureuse, qu'il n'était pas lui-même. Il ne pouvait être lui-même avec des jambes qu'il percevait comme étrangères à son corps. Il avait consulté plusieurs médecins avec la demande de pouvoir être amputé. Les spécialistes avaient confirmé son intégrité psychologique. Il n'était pas fou. Les spécialistes déclarèrent que Gregg souffrait d'une maladie particulière. Dans un premier temps, ils appelèrent cette maladie du nom de dysmorphie corporelle. Le cas de Gregg n'est pas unique même s'il est rare. D'autres cas sont répertoriés. Les traitements psychologiques ont une portée thérapeutique limitée. Ces malades continuent à souffrir à un tel point qu'ils tentent de s'amputer ou menacent de se suicider. La communauté médicale est divisée. Pour simplifier, on distingue deux catégories de médecins. D'un côté les praticiens pragmatiques – le plus souvent des chirurgiens — qui signalent les cas où l'amputation a nettement soulagé le patient malheureux. D'un autre côté des praticiens réservés pour des raisons éthiques — surtout les psychiatres et les neurologues —, car pour eux rien ne justifie l'amputation d'un organe sain. En ce qui concerne le cadre légal, la loi laisse une marge d'appréciation : le risque avéré d'automutilation ou de suicide peut justifier un acte qui soulage la douleur morale de ces patients.

Les cas de personnes en bon état de santé demandant une amputation se sont multipliés en quelques années. Les médias ont rapporté plusieurs cas dont l'issue a été dramatique. En mai 1998, un homme partit de New York au Mexique pour se faire amputer de sa jambe gauche, déboursant 10 000 dollars dans ce marché noir chirurgical ; il périt de la gangrène dans un motel. En octobre 1999 un homme du Milwaukee jugé psychologiquement sain se blessa sévèrement au bras avec une guillotine fabriquée artisanalement ; il menaça le chirurgien de récidiver si celui-ci tentait de le réimplanter. La même année en Californie une femme, après s'être vu refuser une amputation à l'hôpital, plaça un garrot à ses deux jambes et les emballa avec de la glace afin de produire une nécrose ; la douleur la fit renoncer et elle déclara qu'elle allait tenter l'amputation par un train ou bien de se tirer une balle dans la jambe. Sur Internet, les forums de discussion se développent, comptant progressivement plusieurs dizaines d'inscrits. Le phénomène semble se développer en tache d'huile.

Ces témoignages présentent une particularité : ils se ressemblent. Il existe un facteur d'imitation flagrant. Aujourd'hui les manifestations promotionnelles de ces troubles sont nombreuses. On les trouve sur des forums vidéo aussi connus que You Tube ou Dailymotion avec les mots clés *amputee by choice* ou BIID. Toujours le même discours, toujours les mêmes mots, et maintenant les images des mêmes gestes.

Depuis une dizaine d'années sur Internet apparaissent les mots *devotees*, *wannabes*, *pretenders*, *needobees* qui déclinent différents stades dans la démarche de devenir amputé, de la simple envie déclenchée par la vision de personnes handicapées à ceux qui éprouvent du plaisir à simuler une amputation en marchant avec des béquilles ou se déplaçant en fauteuil roulant.

Que le phénomène soit apparu ou bien, que longtemps caché, il ait été révélé, son émergence date de la fin des années 70. Le premier terme apparu est celui de « Monopede Mania ». C'était dans les colonnes d'une revue pornographique. Les personnes concernées ont d'abord été désignées sous le terme d'acrotomophiles : ceux et celles qui avaient une affinité élective pour se faire amputer une ou plusieurs parties du corps. Ce terme est ambigu puisqu'il désigne autant ceux qui désirent être amputés que ceux qui sont attirés par une personne amputée. Lorsque l'orientation de ce désir est très clairement à finalité sexuelle, ils sont désignés sous le terme d'apotemnophiles. D'autres auteurs inventent le mot d'amelotasis pour désigner les comportements fétichistes avec des personnes amputées.

Aujourd'hui le désir d'être amputé est détaché de la question d'une attraction sexuelle et devient à lui seul une entité proprement médicale avec la création en 2000 d'une rubrique nosologique spécifique, *l'Amputee Identity Disorder* (AID), devenue ensuite le *Body Identity Integrity Disorder* (BIID), le trouble de l'identité et de l'intégrité corporelle qui fait son entrée dans le vocabulaire officiel de la psychiatrie.

Le chirurgien apprenti sorcier

Ce problème de santé n'aurait pas pris cette ampleur s'il n'y avait pas eu le jeu mutuel de fascination entre les malades et leurs médecins. Le Dr Robert Smith exerçait la chirurgie à l'Infirmerie royale du district de Falkirk en Écosse. En 1997 il se fit connaître avec le cas d'un patient qu'il « sauva » du suicide en procédant à l'amputation de sa jambe saine. Il s'agissait d'un homme qui présentait une douleur morale devenue insupportable et qui suppliait qu'on lui amputât sa jambe, sans quoi il aurait attenté à sa vie de façon imminente. L'opérateur avait obtenu à l'époque le feu vert du directeur médical de la clinique. Ce fait divers chirurgical lui apporta une célébrité amplifiée par Internet. Un deuxième patient originaire d'Allemagne se présenta à lui deux ans plus tard en 1999 pour une intervention identique. Par la suite il reçut la visite d'un patient venant des États-Unis, mais cette fois-ci la direction de la clinique lui refusa l'autorisation de procéder à l'amputation.

L'affaire fit du bruit. La porte-parole du ministre écossais de la Santé fut interpellée. Le Dr Smith se défendit avec plusieurs arguments sérieux. Le premier était qu'il constatait l'échec des prises en charge psychiatriques et psychologiques. Le second était que les patients, faute d'obtenir satisfaction de la main d'un chirurgien, procédaient eux-mêmes à leur amputation, ce qui mettait leur vie en danger. Il cita plusieurs faits divers de patients qui s'étaient allongés sur une voie ferrée attendant le passage d'un train et d'autres qui avaient tiré dans leur jambe avec une arme à feu. Le Dr Smith fut l'auteur du premier article médical consacré à cette pathologie. Il appelait à la reconnaissance de cette nouvelle maladie. Il proposa de l'identifier avec des critères diagnostiques. Il milita pour un consensus sur sa prise en charge, en indiquant que la chirurgie restait ce qui pouvait se faire de mieux pour soulager ces patients. Une nouvelle maladie était née faisant émerger une nouvelle pratique médicale.

Une possible explication physiologique

On peut imaginer différentes explications à cette nouvelle maladie. Ce trouble de l'image mentale du corps ne peut être réduit à la folie. Dans le cas que nous venons de raconter comme dans d'autres, rapportés dans la littérature médicale et dans les médias, il n'y a aucun lien avec un trouble schizophrénique ou paranoïaque.

Il pourrait s'agir d'une agénésie du schéma corporel. Dans ce cas, ce serait le phénomène inverse du membre fantôme. Dans le cas du membre fantôme, la persistance au niveau des aires cérébrales de la représentation correspondante du membre disparu fait que le sujet amputé continue à ressentir comme présent un membre qui a matériellement disparu ; il continue à en avoir une perception spatiale, il a le sentiment que son corps est toujours prolongé au-delà de la limite après laquelle il n'existe plus. À l'inverse dans ce trouble de l'identité et de l'intégrité du corps, on pourrait postuler que le schéma corporel ne s'est pas « imprimé » normalement au moment du développement psychomoteur dans l'enfance, et que le sujet se trouve pourvu d'une partie de corps qui n'a pas de représentation correspondante au niveau des aires cérébrales pariétales. Son schéma corporel s'arrête à mi-cuisse ou à mi-bras. La partie de son corps réel qui se prolonge au-delà de cette limite est donc perçue comme étrangère. Dans le cas de notre patiente, nous avons conduit des explorations neurophysiologiques poussées qui n'ont pas donné d'éléments susceptibles de confirmer cette hypothèse.

Une explication psychopathologique

Une autre explication fait intervenir l'inconscient individuel et l'inconscient collectif. L'emprise de l'imaginaire du patient, la plasticité de ses représentations mentales et sa suggestibilité seraient les mécanismes pathogéniques de ce trouble. Ce désordre individuel serait ensuite amplifié par l'attitude compassionnelle des médecins, attitude où se mêlent la bienveillance du thérapeute et, pour les chirurgiens, le désir de soigner en coupant quelque chose. Ces patients offrent leurs symptômes et leurs corps pour satisfaire le désir du chirurgien qui les considère comme un meccano dont les parties seraient amovibles à volonté. La force émotionnelle attachée à ces images d'amputation ferait lien entre les différents individus, entraînant un phénomène épidémique comme il y eût autrefois des épidémies de possession à Morzine, des épidémies d'amnésiques fugueurs à Paris et plus récemment une épidémie de personnalités multiples outre Atlantique.

L'émergence de cette pathologie est indicative, dans notre culture, du déplacement des rapports qu'une personne entretient avec son corps. On peut postuler une hypothèse hardie, à contre-courant des laïus ordinaires qui font la promotion du BIID : ces troubles ne sont pas des affections anciennes méconnues et récemment découvertes, ces troubles sont des phénomènes pathologiques nouveaux, contemporains et induits. Ils sont à la conjonction de plusieurs éléments au premier rang desquels on repère un discours qui pratique la désarticulation de la relation entre le « soi » et le corps. Le « soi » est l'identité qui émerge de la construction de son rapport au corps, bâti à partir des phénomènes biologiques intriqués aux éléments culturels apportés par l'environnement éducatif et social.

Une société qui offre un réajustement chirurgical du « soi »

Phénomène propre à notre société, ce « soi » est devenu négociable. Aujourd'hui quelqu'un peut dénoncer cette construction comme ne lui convenant pas et en demander une rectification chirurgicale. Si un discours rend possible « qu'un corps ne soit pas le bon », c'est parce qu'il existe en même temps des personnes qui offrent d'y remédier. L'un n'existe pas sans l'autre. Ces phénomènes pathologiques n'apparaissent que parce qu'il existe une proposition de réassignation chirurgicale qui offre de rectifier un corps jusque-là uniquement issu des aléas biologiques de la création.

Nous sommes des apprentis sorciers. Aujourd'hui, le biologiste fabrique du vivant dans des éprouvettes. Le chirurgien plasticien propose de retoucher le costume du corps et le rendre adéquat à la demande : la réassignation sexuelle dans les troubles de l'identité de genre et maintenant les rectifications anatomiques qui leur sont structurellement très proches. Dans le cas des réassignations sexuelles, nul ne peut croire qu'un homme puisse être transformé en femme ou inversement ; tout au plus lui enlève-t-on des organes vécus comme indésirables. Au-delà de la prouesse opératoire, du maniement habile de lambeaux de chair et de l'art de la suture, ce que la chirurgie plastique transforme n'est que du semblant auquel chacun, patient et chirurgien, voudra croire. Mais on hésite encore en se disant, devant des patients opérés venus nous voir et qui disent se sentir mieux. S'ils sont mieux, c'est la démonstration que le soin chirurgical a été adéquat.

Cependant une inquiétude nous étreint : aussi loin que les chirurgiens auront des audaces à transformer un corps sain, jusqu'où les patients leur demanderont-ils d'aller ?

Je *est* un autre… corps

J. Brunelle et A. Condat[1]

Introduction

« Je suis un garçon trans », « je suis une femme née dans un corps de garçon », « ma transidentité », « je suis transgenre », « Je fais de la dysphorie », « j'ai une dysphorie de genre »…

Les adolescents rencontrés à la consultation Identité sexuée ouverte depuis cinq ans dans le service de psychiatrie de l'Enfant et de l'Adolescent du Professeur Cohen se définissent en employant des termes variés, recouvrant une clinique toujours individuelle. Cependant, il sera, dans ces échanges, toujours question d'identité de genre et plus particulièrement de souffrance en lien avec un vécu d'incongruence entre l'identité de genre auquel ils se sentent appartenir intimement et le sexe qui leur a été attribué à la naissance généralement d'après les organes génitaux externes.

La remise en question, plus ou moins radicale, par ces jeunes de l'annonce performative « c'est une fille, c'est un garçon », prononcée par autrui à leur naissance, bouleverse le sens commun, nos repères, nos conventions. Les problématiques autour de la transidentité suscitent beaucoup de questionnements, de fantasmes, de craintes, parfois de fascination, renvoyant sans doute en partie à la question de nos origines.

Tandis qu'à l'étranger des équipes travaillent depuis plus de quarante ans à l'accompagnement d'enfants et d'adolescents présentant des questionnements d'identité de genre, en France,

---

[1] Praticiens Hospitaliers, Service de psychiatrie de l'enfant et de l'adolescent du Professeur Cohen-Hôpital Pitié Salpêtrière.

les consultations qui y sont dédiées sont beaucoup plus récentes (Di Ceglie, 2014 ; De Vries, 2012).

Dans cet article, nous tenterons de rendre compte de notre brève expérience de pédopsychiatre dans ce domaine. Dans un premier temps, nous préciserons quelques définitions des termes employés dans le champ de la transidentité, nous décrirons ensuite la cohorte des jeunes rencontrés dans notre consultation puis nous aborderons la question du corps telle qu'exprimée par ces jeunes, sans prétendre à une quelconque théorisation.

Définitions

Dans le domaine de la transidentité, il est important de préciser certains termes, les confusions pouvant être fréquentes rendant la pensée difficile et pouvant par ailleurs s'avérer blessantes pour les personnes concernées.

L'identité de genre est le sentiment intrinsèque d'être un homme ou une femme ou d'un genre alternatif.

L'expression de genre est l'ensemble des comportements, attitudes ou caractéristiques de la personnalité qui dans une culture donnée, à un moment historique donné, sont désignés comme masculins ou féminins. Tous les individus incorporent ou intègrent à des degrés divers et de manières différentes des caractéristiques masculines ou féminines dans leur expression de genre.

Le sexe est le plus souvent assigné à la naissance comme féminin ou masculin, en partie basé sur l'apparence des organes génitaux externes. Pour la plupart des gens, l'identité et l'expression de genre sont congruentes avec le sexe assigné à la naissance.

L'orientation sexuelle est l'attirance physique ouou affective, le désir, pour une personne identifiée par son sexe/son genre. On parle d'hétérosexualité, d'homosexualité, de bi sexualité, de pansexualité...

Transgenre est l'adjectif désignant une personne qui transcende à des degrés divers les catégories culturellement définies du genre. Ce terme recouvre une réalité plus large que la dysphorie de genre et ne fait pas état de la dimension de souffrance.

La dysphorie de genre, en revanche, désigne la détresse causée par la discordance entre l'identité de genre d'une personne et son sexe d'assignation à la naissance. Ce terme, encore utilisé dans la dernière et cinquième version du manuel diagnostique des troubles mentaux (DSM 5, American Psychiatric Association. Diagnostic and Statistical Manual of Mental, 2013) est remis en question, dans un mouvement de dépathologisation de la transidentité, en vue de l'ICD 11 (Drescher, 2012).

Transsexuel est l'adjectif obsolète (terme controversé, autrefois utilisé par les professionnels) désignant une personne souhaitant ou ayant changé ses caractéristiques sexuelles primaires ou secondaires par un traitement médical (hormono et/ou chirurgical) de manière permanente. Ce terme est considéré par la communauté des personnes trans et les professionnels comme péjoratif, trop réducteur et pathologisant.

Mêmc s'il cst possiblc qu'à tcrmc, dans un mouvement vers la dépsychiatrisation de la problématique transidentitaire, comme le soutient la World Professional Association for Transgender Health (WPATH), le diagnostic de Dysphorie de Genre ne fasse plus partie du DSM, il reste celui utilisé actuellement. Cependant, les termes employés dans les classifications concernant les problématiques de genre ont constamment évolué (Mendes, 2016)

En 2013, la dernière révision du DSM-5 adopte la dénomination de *Dysphorie de Genre* ou *Gender dysphoria*, à la place du *trouble de l'identité de genre* (*Gender identity disorder*). Le terme de dysphorie de genre a été employé il y a une trentaine d'années par Norman N. Fisk de façon à rendre compte de la complexité des situations rencontrées auprès de la clinique transsexuelle, à mettre l'accent sur la souffrance exprimée par ces personnes et à justifier l'importance de la prise en charge (Mendes, 2016).

Les critères diagnostiques de la Dysphorie de Genre chez l'enfant et l'adolescent sont présentés dans le tableau 1.

La dysphorie de genre dans le DSM-V

Critères diagnostiques

- Incongruence marquée entre le genre vécu ou exprimé et le genre assigné
- Durée d'au moins 6 mois
- Associée à l'existence d'une souffrance ou d'une altération dans le champ social et/ou scolaire, voire seulement à une augmentation significative du risque de souffrance ou d'altération dans ces domaines

Chez l'enfant, l'incongruence entre le genre vécu ou exprimé et le genre assigné se manifeste par au moins 6 des 8 critères suivants, le premier étant obligatoire

- La présence d'un fort désir ou de la conviction d'être de l'autre genre (ou d'un genre alternatif différent du genre assigné)
- Une préférence marquée pour les vêtements typiques de l'autre genre
- Une forte préférence pour incarner les rôles de l'autre genre dans les jeux
- Une forte préférence pour les jouets et les activités de l'autre genre
- Une forte préférence pour les camarades de jeu de l'autre genre
- Un rejet des jouets ou activités du genre d'assignation
- Un rejet de son anatomie sexuelle
- Un désir pour les caractères sexuels de l'autre sexe

Chez l'adolescent et l'adulte, l'incongruence entre le genre vécu ou exprimé et le genre assigné est associée à au moins 2 des 6 critères suivants

- Une incongruence marquée entre le genre vécu ou exprimé et les caractères sexuels primaires et/ou secondaires (ou bien chez le jeune adolescent, les caractères sexuels secondaires anticipés
- Un fort désir d'être débarrassé de ses caractères sexuels primaires et/ou secondaires du fait de cette incongruence (ou chez le jeune adolescent le désir d'empêcher l'apparition des caractères sexuels secondaires)
- Un fort désir pour les caractères sexuels primaires et/ou secondaires de l'autre genre
- Un fort désir d'être de l'autre genre (ou d'un genre alternatif différent du genre assigné)
- Un fort désir d'être traité comme l'autre genre (ou un genre alternatif différent du genre assigné)
- Enfin une forte conviction d'avoir le ressenti et les réactions typiques de l'autre genre (ou un genre alternatif différent du genre assigné
  - Préciser si avec trouble du développement sexuel
  - Préciser pour l'adolescent et l'adulte si avec post-transition

Le changement du terme « trouble de l'identité » pour « dysphorie » implique une modification dans l'approche même de cette clinique. La question se centre sur le vécu subjectif de l'individu vis-à-vis de son genre, et non, sur l'observation objective d'une non-conformité de genre. Ce terme se veut aussi moins stigmatisant, car la notion de trouble n'y apparaît plus. Il reste cependant critiqué par la communauté transgenre qui souhaite un terme plus neutre comme « genre discordant », « genre dissonant », « genre incongruent » ou « genre indépendant » (Pyne, 2014).

En effet, le rapport des personnes présentant des questionnements d'identité de genre au monde médical et tout particulièrement à la psychiatrie a toujours été complexe. Le recours à des prises en charge médicales (hormonale et/ou chirurgicale) est considéré comme une nécessité d'ordre vital pour beaucoup d'entre eux, qui évoquent l'impossibilité de continuer à vivre dans un corps sexué qui ne leur correspond pas. Quant au fait de devoir rencontrer un(e) psychiatre dans le parcours de soins, cela est souvent perçu comme uniquement pathologisant : la psychiatrie ne serait là que pour juger de la validité de la demande, en confirmant ou infirmant le diagnostic, qui n'a en soi pas de raison d'être puisque la transidentité n'est pas une pathologie. Pour beaucoup de jeunes, l'enjeu et la tension sont donc souvent grands lors des premières consultations avant que ne leur soit explicité notre rôle, principalement centré autour de l'accompagnement individuel et familial. Le rôle médical classique hypothéticodéductif consistant à poser un diagnostic pour en déduire une thérapeutique est quelque peu brouillé dans cette clinique où le plus souvent ce sont les jeunes eux-mêmes qui viennent en affirmant ce qu'ils sont, mais en interpellant la science, ses techniques et ses limites.

Il n'est donc jamais question de nier la validité (véracité) de l'énonciation ou demande du sujet, éminemment subjective, mais d'aider ce dernier à la mettre en perspective dans le processus plus global de construction de soi.

Quels sont les jeunes rencontrés à la consultation identité sexuée du service ?

Quelques données descriptives de la consultation identité sexuée

Ces données sont parcellaires et descriptives. Elles englobent enfants prépubères et adolescents. Entre l'ouverture de la consultation en 2013 et décembre 2017, 71 sujets ont été reçus par le Dr Agnès Condat, pédopsychiatre dans le service de psychiatrie de l'enfant et de l'adolescent, rejointe par le Dr Brunelle en janvier 2017.

Le tableau 1 présente le nombre de nouvelles consultations par trimestre. Depuis les demandes ne cessent de croître. Sans doute la médiatisation de la problématique de la transidentité ou plus largement des questionnements de genre depuis quelques années participe-t-elle d'une plus grande visibilité du parcours de soin et des lieux ressources.

Âge

Les enfants de moins de 12 ans constituent 23 % des sujets. La majorité (77 %) a entre 13 et 18 ans lors de la première consultation.

Sexe biologique

58 % des sujets sont de sexe féminin, mais la répartition des sexes est très différente en fonction de l'âge des sujets lors de la première consultation. En effet, avant 12 ans, 75 % des sujets sont de sexe masculin. Le sexe-ratio s'inverse presque à partir de 13 ans, où 67 % des sujets sont de sexe féminin.

Ces données concernant le sexe ratio sont retrouvées dans la littérature (Zucker, 1997). En effet, les garçons féminins consultent plus tôt que les filles masculines, socialement beaucoup mieux tolérées. Il est noté que le pourcentage d'adolescentes (nées filles) qui consultent pour des questions d'identité de genre est en augmentation (Aitken, 2015).

Diagnostic

Le diagnostic de dysphorie de genre selon les critères du DSM5 est confirmé pour 91 % des sujets.

Concernant les autres sujets, il peut s'agir de problématiques plus larges autour du genre comme l'affirmation d'un genre non binaire ou d'un vécu douloureux impliquant le corps sans qu'il soit finalement question de transidentité. Il est important de préciser que c'est en accord avec les dires des adolescents que nous sommes arrivées à ces conclusions et non en infirmant leurs dires.

Il est évidemment essentiel de prendre le temps de la rencontre.

Les consultations visent bien entendu à explorer la nature et les caractéristiques de l'identité de genre de l'enfant ou l'adolescent, mais aussi, comme au cours de toute approche pédopsychiatrique, à évaluer les aspects développementaux (cognitif, moteur, langagier, psychoaffectif), la présence de comorbidités psychiatriques, le fonctionnement actuel émotionnel et cognitif du sujet, ses relations sociales, sa scolarité ainsi que les ressources et vulnérabilités du fonctionnement familial.

La durée de cette phase d'accompagnement pédopsychiatrique est variable selon la complexité de la situation cependant elle est en général d'une année minimum.

Troubles cooccurrents

Le tableau 2 présente les troubles cooccurrents retrouvés chez 77 % des sujets qui ont consulté dans le service.

- Troubles anxieux et dépressifs

Les troubles les plus fréquemment retrouvés dans notre consultation appartiennent au registre dépressif et anxieux, à l'instar de ce qui est décrit dans la littérature.

68 % des sujets présentent des symptômes dépressifs et 45 % des symptômes anxieux.

Une étude menée auprès de 8.166 lycéens en Nouvelle-Zélande rapporte la présence de symptômes dépressifs chez 41.3 % des jeunes qui se déclarent transgenres, soit près de 4 fois plus que chez les jeunes cisgenres[2] (11.8 %). Concernant les populations qui consultent pour dysphorie de genre dans les

---

[2] Le cisgenre est un type d'identité de genre où le genre ressenti d'une personne correspond à son sexe biologique, assigné à sa naissance - en France - par l'officier d'état-civil.

cliniques spécialisées, la prévalence de la dépression varie de 12.4 % à 64 % selon les centres (Connolly, 2016).

Parmi les troubles anxieux, les tableaux de « phobie scolaire » ne sont pas rares, illustrant les difficultés d'intégration de ces jeunes. Près de 40 % des sujets reçus à la consultation rapportent une histoire de déscolarisation.

- Suicidalité

La transidentité chez le jeune est également associée à un risque important de passage à l'acte suicidaire : 20 % des sujets rencontrés à la consultation rapportent avoir fait au moins une tentative de suicide. Selon les études, les chiffres varient entre 9.3 % et 30 % de sujets qui rapportent avoir fait une tentative de suicide dans l'année qui précède (Connolly, 2016 ; Clark, 2014 ; De Vries, 2011, Olson, 2015 ; Khatchadourian, 2014).

Au-delà des différences méthodologiques certaines entre ces études, ne permettant pas leur comparaison, il existe aussi sans doute des facteurs d'explication socioculturels à cette hétérogénéité : la transidentité est plus ou moins connue et acceptée socialement selon les pays.

Même si dans l'étude finlandaise de Kaltiala-Heimo et al (Kaltiala-Heino, 2015), pour deux tiers des sujets, les brutalités à l'école ne semblaient pas liées au genre, les troubles anxieux, dépressifs et les passages à l'acte suicidaire chez les jeunes semblent en grande partie corrélés à la problématique de genre, tant sur le plan du vécu intime d'incongruence que d'expériences à valence traumatique dans le réel (harcèlement par exemple). En effet, il apparaît que la prise en charge globale de la dysphorie de genre (dont le traitement hormonochirurgical) améliore significativement les jeunes sur le plan thymique et anxieux (De Vries, 2014). Une des dimensions du travail du pédopsychiatre est donc d'aider à l'intégration dans le milieu scolaire. Dans certains cas, nous intervenons auprès des établissements scolaires pour faciliter la transition sociale d'un ou d'une jeune. Il s'agit d'appuyer, au regard de la souffrance induite par la dysphorie de genre, l'utilisation d'un prénom et du genre souhaités par le jeune, dans le contexte où dans la plupart des établissements scolaires, c'est à ce jour impossible sans motif médical.

Autres cooccurrences

Sur le plan développemental, 5 % des sujets présentent un TSA, 3 % un TDHA et 16 % des troubles des apprentissages.

Ces diagnostics ont été colligés lors de l'anamnèse, mais n'ont pas fait l'objet d'une réévaluation diagnostique au sein de notre consultation. Sans développer ce point, il est intéressant de noter que la comorbidité TSA/Dysphorie de genre a donné lieu à quelques études, encore rares, retrouvant une surreprésentation de sujets avec un TSA dans les cohortes de jeunes dysphoriques de genre par rapport à la population générale (7.8 % versus 1 %) (Mendes, 2016). Aucun diagnostic de trouble psychotique (épisode psychotique aigu, schizophrénie) n'a été retrouvé au sein de notre consultation. En revanche, 30 % des sujets présentent un fonctionnement limite parmi lesquels certains ont rapporté avoir eu des épisodes de déréalisation ou d'hallucinations transitoires lors de moments d'angoisses.

Peut-on parler d'un corps persécuteur ? Le discours des adolescents sur leur corps

Ne pas se reconnaître dans les normes de genre de son sexe d'assignation de naissance et/ou exprimer des comportements non conformes aux stéréotypes de genre (comportements, jeux, vêtements…) pour des enfants prépubères fait partie des motifs de consultation. Certains enfants prépubères reçus à la consultation vont également exprimer le fait d'appartenir à un genre différent du genre qui leur a été attribué à la naissance. Dans quelques cas, ces derniers vont évoquer leur corps sexué, nous interrogeant en tant que médecin sur nos possibilités de changer leur corps.

Comme ce garçon de huit ans qui dès la première consultation me demande si j'ai une piqûre qui peut le changer en fille.

En revanche, dans le discours des adolescents, le corps sexué est souvent central.

- Un corps qui obsède

Début de la souffrance pour beaucoup, exacerbation de cette dernière pour certains, la puberté rappelle l'appartenance au sexe d'assignation de naissance. La réalité des caractères sexuels secondaires s'impose, la pensée magique ne peut plus opérer : certains m'ont en effet rapporté qu'ils pensaient que cela ne leur arriverait pas.

Il ne s'agit pas de déni ou de symptômes délirants : tous les sujets rencontrés savent qu'ils sont nés garçons ou filles, que la puberté s'accompagne de poussée mammaire, de menstruations, de mue de la voix, d'augmentation de la pilosité… Certains reconnaissent d'ailleurs que ce qu'ils ressentent — et tentent de nous expliquer — bute sur la logique de la pensée, sur le sens commun.

Il ne s'agit pas non plus de vouloir être plus gros (se) ou plus maigre, plus petit(e) ou plus grand(e), et cela ne correspond pas non plus à la conviction subdélirante dysmorphophobique, distorsion cognitive s'il en est, qui peut être un diagnostic différentiel. En effet, c'est la présence même des caractères sexuels secondaires qui est insupportable et non leur taille, leur forme ou une autre de leur caractéristique.

Il s'agit d'un ressenti intime et obsédant que son corps sexué ne correspond pas à son sexe psychique. Ce corps sexué les obsède en effet : du fléchissement scolaire aux scarifications, les manifestations d'une pensée envahie par cette problématique sont variées et variables.

Nombre de jeunes diront une fois le traitement hormonal débuté qu'ils sont de nouveau plus capables de se concentrer sur leur travail scolaire.

- Un corps qui empêche

De la plus intime à la plus sociale des situations, ce corps sexué les empêche : fermer les yeux pendant sa douche, dormir avec un binder, éviter de parler, fuir les contacts physiques et les rencontres, ne pas aller aux toilettes de la journée au lycée, ne plus se baigner, ne plus faire de sport, craindre l'été.

Quand à cela s'ajoute une histoire de harcèlement (rapportée par un peu plus de 60 % des jeunes de la consultation), le risque de déscolarisation est majeur. On retrouve d'ailleurs une histoire de rupture scolaire chez 38 % des sujets de la consultation.

Les jeunes racontent tous(tes) la peur que leur corps sexué ne les « trahisse ». Il faut donc le cacher en attendant une transition.

- Un corps à cacher

Les caractères sexuels secondaires ont pour caractéristique d'être visibles par soi, mais également par les autres.

Pour les garçons trans (personne née fille, mais se vivant comme garçon ou FtM[3]), les seins sont insupportables et sont systématiquement cachés, aplatis : brassière serrée, bandage, binder. Il est très fréquent que les jeunes se couvrent de pulls, vestes ou manteaux larges, qu'ils ont même parfois du mal à retirer pour la consultation. Tous les jeunes FtM rencontrés ont dit qu'ils souhaitaient une mastectomie.

Les règles sont souvent très mal vécues physiquement et psychiquement, moment d'exacerbation dysphorique. Dans certains cas, en partenariat avec notre collègue endocrinologue, il peut être discuté un traitement microprogestatif qui suspend les règles. À la consultation, 21 % des jeunes en bénéficiaient en décembre 2017.

La voix également cristallise souvent les préoccupations. Trop aiguë pour les garçons trans, trop grave pour les filles trans qui ont déjà mué, la voix risquerait de les « trahir » selon leur terme. Comment la masquer si ce n'est en tentant de la modifier ou en évitant de parler : cela peut parfois impacter leur socialisation voire leur scolarité.

Au vu de ces témoignages, peut-on parler d'une dimension persécutrice du corps sexué chez ces jeunes rencontrés à la consultation ?

Que ce soit dans l'intimité ou dans le regard d'autrui, ce corps sexué est inacceptable, insupportable, obsédant et entravant. Comme le développe le Dr A. Condat dans un article de la Revue Lacanienne, ce corps réel ne correspond pas à l'image du corps intériorisée par le sujet et au genre qu'il éprouve (Condat, la revue Lacanienne). Certains professionnels ont pu parler de symptôme ou de structure psychique particulière, nous pourrions dire qu'il s'agit d'une solution singulière trouvée par le sujet au cours de son développement.

Chez les adolescents transgenres rencontrés, la réalité de leur corps sexué menace en effet parfois leur fonctionnement, mais

[3] FtM (de l'anglicisme Female-to-Male) est utilisé pour désigner les personnes trans qui passent ou passeront de femme vers homme dans le cadre d'une transition de genre.

contrairement au délire, leur rapport à la réalité n'est pas menacé.

Corps persécuteur parce que générateur de souffrance oui, un délire de persécution centré sur le corps sexué, non.

Conclusion

Ne pas être dans le bon corps, devoir supporter chaque jour de ne pas reconnaître ce corps sexué comme étant soi : pour certains, ce vécu d'incongruence peut entraîner une morbidité importante. En effet, quand il est si difficile d'incarner sa parole, ses idées, de communiquer ou d'expérimenter avec son corps, une partie de soi est en sourdine.

L'accompagnement médicopsychologique de ces jeunes en souffrance vise d'abord à accueillir cette énonciation dans sa singularité sans jugement. Le rôle de l'équipe pluridisciplinaire de la consultation spécialisée consiste aussi à prendre en charge les troubles co occurrents s'ils existent, qu'ils soient secondaires ou non à la question transidentitaire et à soutenir les jeunes et leurs familles sur un plan psychothérapeutique dans leur cheminement. L'équipe peut adresser vers des espaces associatifs d'autosupport, être en lien avec les établissements scolaires, accompagner dans les démarches administratives si besoin. Elle délivre également une information claire sur les possibilités et limitations en termes de traitements hormonochirurgicaux afin d'accompagner les jeunes et leurs familles dans leur décision (Martinerie, 2018) 17).

Tableau 1. Évolution du nombre de nouvelles prises en charge par trimestre et selon le sexe de naissance depuis le début de la consultation

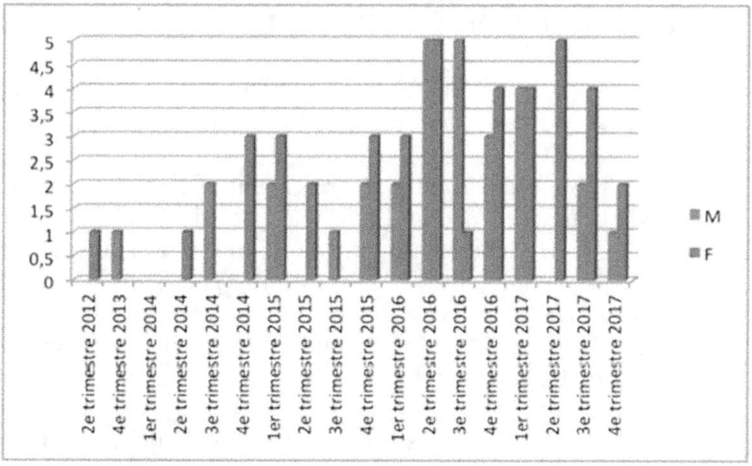

Tableau 2. Troubles cooccurrents *(% total patients)* :

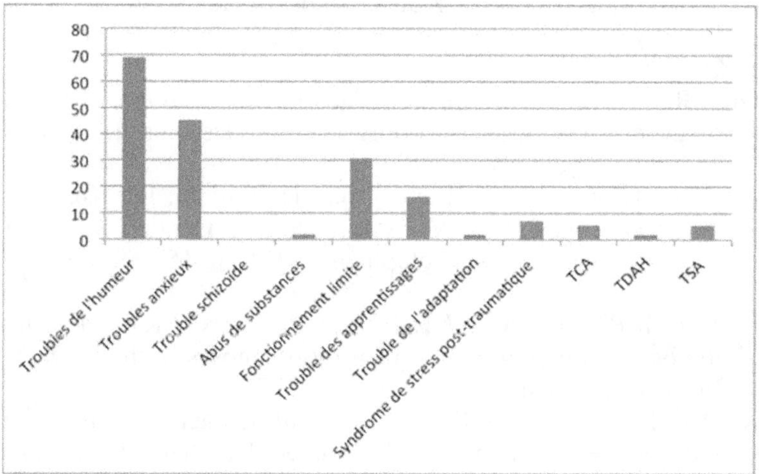

Bibliographie

AITKEN M. Evidence for an Altered Sex Ratio in Clinic-Referred Adolescents with Gender Dysphoria. J Sex Med 2015, 12:756–763

American Psychiatric Association. Diagnostic and Statistical Manual of Mental Disorders 5th Ed. American Psychiatric Association. 2013

CONDAT A Sexe d'un autre genre… genre d'un autre sexe, quand la boussole s'affole. La Revue Lacanienne. N° 18.

CLARK T. ET AL. The Health and Well-Being of Transgender High School Students, Results From The New Zealand Adolescent Health Survey. J Ado Health. 2014 pp 93-99.

CONNOLLY MD ET AL. The Mental Health of Transgender Youth, Advances in Understanding. J Ado Health. 2016 pp 489-495.

DE VRIES A et al., Psychiatric Comorbidity in gender dysphoric adolescents. J Child and Ado psychology and Psychiatry. 2011 pp 1195-1202

DE VRIES et al. Young Adult Psychological Outcome After Puberty Suppression and Gender Reassignment Pediatrics 2014 pp 696-704

DE VRIES AL, COHEN-KETTENIS PT. Clinical management of gender dysphoria in children and adolescents: the Dutch approach. J Homosex. 2012, 59(3) : 301-20

DI CEGLIE. Care for gender-dysphoric children. Inc Kreukels BC, Steensma TD, De Vries ALC editors. Gender dysphoria and disorders of sex development. 2014., p. 151-69.Springer US

DRESCHER J., COHEN-KETTENIS P. ; WINTER S. Minding the body: situating gender identity diagnoses in the ICD-11. Int Rev Psychiatry. 2012 ; 24 : 568-577

KHATCHADOURIAN K et al. Clinical management of youth with gender dysphoria in Vancouver. J Pediatr. 2014 Apr., 164(4)

KALTIALA-HEINO R. Two years of gender identity service for minors: overrepresentation of natal girls with severe problems in adolescent development. Child and Adolescent Psychiatry and Mental Health 2015

MARTINERIE L, CONDAT A et al. Approach to the management of children and adolescents with Gender

Dysphoria Manuscript EJE-18-0227- Eu ropean society of endocrinology.
MENDES N, LAGRANGE C, CONDAT A. La dysphorie de genre chez l'enfant et l'adolescent : revue de la littérature. Neuropsychiatrie de l'enfant et de l'adolescent.2016
OLSON J ET AL. Baseline Physiologic and Psychological Characteristic of Transgender Youth Seeking Care for Gender Dysphoria. J Ado Health 2015 pp 374-380
PYNE J. Gender Independent Kids : A paradigm shift in approaches to gender non-conforming children. Canadian Journal of Human Sexuality 23(1), 2014, pp. 1–8.
ZUCKER K et al. Sex Differences in Referral Rates of Children with Gender Identity Disorder: Some Hypotheses. Journal of Abnormal Child Psychology 1997, Volume 25, pp 217–227

QUAND LA MALADIE CHRONIQUE PERSÉCUTE

« Pfff ! »[1] : de la difficulté à concilier corps, maladie et adolescence

G. Gilormini[2], E. Laurent[3], A. Bensoussan[4]

Introduction

Le corps humain est à la fois le corps que nous avons et le corps que nous sommes ; une chose, mais dans le même temps, une chose qui est mienne. C'est l'expérience que chacun a de son corps qui le rend incomparable aux autres corps. Dans notre unité de double prise en charge somato-psychiatrique, nous accueillons des adolescents atteints d'une maladie somatique chronique, souffrant de troubles du comportement alimentaire ou de douleurs somato-formes inexpliquées. Pour ces patients, la relation à leur corps est compliquée, souvent source de conflits ou de mouvements de haine. Notre rencontre avec ces adolescents s'effectue dans un lieu particulier, l'unité de double prise en charge du service de médecine de l'adolescent du Centre Médical et Pédagogique pour Adolescents (CMPA), une structure soins-études de la Fondation Santé des Étudiants de France (FSEF).

Les patients qui nous sont adressés sont atteints d'une maladie toujours intriquée dans des problématiques complexes :

---

[1] Expression utilisée quotidiennement par Leila.

[2] Psychologue clinicienne, docteur en psychologie clinique, unité de double prise en charge somato-psychiatrique du service de médecine de l'adolescent, CMPA, Neufmoutiers en Brie.

[3] Infirmière diplômée d'état, correspondante en hygiène hospitalière, unité de double prise en charge somato-psychiatrique du service de médecine de l'adolescent, CMPA, Neufmoutiers en Brie.

[4] Infirmière diplômée d'état, unité de double prise en charge somato-psychiatrique du service de médecine de l'adolescent, CMPA, Neufmoutiers en Brie.

psychologiques, psychiatriques, éducatives, scolaires, sociales, familiales. Ces adolescents sont hospitalisés dans notre service de quelques mois à plusieurs années, car leur maladie, les traitements qu'elle leur impose, leur environnement quotidien, les empêchent de suivre leur scolarité comme ils le souhaiteraient, de pouvoir accéder à des soins réguliers ou les amènent à ne pas être en sécurité sur le plan médical et/ou psychique.

L'hospitalisation en soins-études est une prise en charge institutionnelle singulière pendant laquelle les adolescents se confrontent à d'autres sujets comme eux, séparés dans un milieu médicalisé. Ils suivent un emploi du temps où se mêlent les temps de prises en charge et de soins, aux temps scolaires. Pour ces adolescents qui depuis toujours ont été confrontés à des hospitalisations non choisies, synonymes d'état de détresse, la configuration d'une hospitalisation désirée est nouvelle.

Quand la maladie est présente depuis l'enfance, elle a depuis toujours impacté la relation au corps, jusqu'à le persécuter parfois. L'arrivée de la puberté peut raviver un sentiment d'étrangeté et la persécution du et par le corps peut devenir garant du sentiment de vivre. À travers une vignette clinique, nous nous proposons de développer les relations entre corps, adolescence et maladie somatique chronique puis de montrer en quoi le holding institutionnel opère pour contenir, penser puis transformer ces éléments de persécution.

Corps, adolescence et maladie

Leila est arrivée à l'âge de 12 ans dans le service sur une demande de son hôpital adresseur pour la prise en charge de sa glycogénose de type 1b. Elle est restée cinq ans dans notre unité de double prise en charge.

Leila est l'aînée d'une fratrie de deux enfants. Elle a un petit frère de sept ans son cadet, atteint d'une infirmité motrice cérébrale. Les parents sont cousins germains d'origine algérienne. Ils sont arrivés en France après la découverte de la pathologie de Leila lorsque celle-ci avait un an. À l'âge de quinze ans, les médecins poseront également le diagnostic d'une épilepsie à type d'absence. Leila peut parfois dire qu'elle « voit des images » ce qui l'angoisse.

À son arrivée, elle n'est pas autonome dans ses soins, les parents très anxieux gèrent tous les aspects de la maladie. Ceux-ci ont beaucoup de difficultés à nous confier Leila et appellent souvent dans le service pour savoir comment cela se passe et guider l'équipe soignante dans la prise en charge de la pathologie.

La glycogénose de type 1 b, dite glycogénose hépatique et rénale est une maladie génétique du métabolisme des glucides. Cette maladie est due à un dysfonctionnement du système de la G6P (Glucose -6 — phosphate), étape clé de la régulation de la glycémie. De nombreux mécanismes dans l'organisme permettent de maintenir la glycémie dans les valeurs normales. Lors d'un repas, le sucre ingéré est utilisé par les cellules comme énergie, et est stocké dans le foie sous forme de glycogène. En période de jeûne, le glycogène est dégradé libérant ainsi du glucose dans le sang. Dans la glycogénose de type 1, le mécanisme permettant cette libération est déficient ; le glycogène reste dans le foie et entraîne une hépatomégalie, c'est-à-dire un gros foie. Le glucose ne pouvant être libéré dans le sang, cela entraîne des hypoglycémies sévères. Un apport en glucides régulier est donc nécessaire. Est associé à ces dysfonctionnements, une atteinte fonctionnelle des neutrophiles responsable d'une tendance aux infections et une maladie intestinale inflammatoire. Cette maladie peut aussi provoquer une atteinte rénale, mais Leila n'est pour le moment pas touchée par ces conséquences même si elle doit prendre un traitement en prévention.

Le corps malade

La réalité confronte le moi à l'impossibilité de fuir et de se séparer matériellement et libidinalement du corps souffrant. Pour Piera Aulagnier, « (le) corps-plaisir est le premier objet possédé en propre, le premier « bien », la première possession dont le Je se prétend maître. (...) Ce corps-plaisir est le premier objet qui permet au Je de conjuguer le verbe « avoir », il est aussi son avoir le plus précieux. Pour les adolescents atteints d'une maladie chronique, il semble que le premier objet du verbe avoir ne soit pas ce « corps plaisir », mais plutôt le « corpsmalade », qui s'impose à chacun d'eux. D'emblée, l'intrication entre maladie et plaisir se pose. En ce sens, nous pourrions nous demander si l'expérience de la douleur ne prendrait pas corps chez ces adolescents en place de l'expérience de satisfaction. La souffrance somatique devient « nécessaire parce qu'elle est seule à leur prouver que la réalité existe, seule à leur permettre de découvrir, lors du risque de la perdre, l'investissement qui les lie à leur corps et à ses fonctions ».

L'investissement masochiste du corps malade permet au sujet de réintégrer son corps, « de pouvoir le réaffecter par l'expérience d'une douleur, travestissement de la souffrance, plus ou moins maîtrisée, expérience "choisie", vécue en son nom propre ». Par ses chutes dans les escaliers qu'elle provoque, sa façon de se malmener au quotidien, Leila maltraite son corps, mais ses conduites masochistes semblent être le seul moyen pour elle d'investir son corps qui ne semble plus pouvoir être un lieu de plaisir.

La douleur confronte à une réelle expérience extrême, interrogeant les limites du corps pour le patient tout en lui imposant une véritable injonction paradoxale : la douleur est insurmontable et ne disparaîtra jamais, mais tu dois survivre et toujours être source de désir. La douleur persécute le corps qui devient lui-même potentiellement persécuteur avec la psyché. Combien de personnes pensent être responsables de leur maladie, en s'accusant d'en avoir trop demandé à leur corps, de ne pas l'avoir assez soigné ou de l'avoir mal habité. Ellestentent alors d'innocenter leur corps, plutôt que de le considérer amoindri, fragile, mutilé. Ce voile défensif posé sur le corps souligne la présence sous-jacente de cette injonction paradoxale qui consiste à être obligé de prendre soin, d'investir, de protéger un lieu-corps et un objet-maladie qui sont conjointement conditions de vie et potentiellement cause de mort.

La douleur peut donc faire craindre au patient d'être un jour dominé par son corps. Elle met psychiquement le sujet dans un vécu d'emprise, le moi se retrouve pris par le corps dont il va devoir pourtant se débrouiller. Ceci peut le pousser à chercher des moyens de se défendre de cette possible aliénation.

Leila et la puberté

Chez les patients atteints d'une pathologie chronique, la puberté peut raviver certaines peurs : ainsi, Leila a des difficultés à vouloir grandir et voir son corps changer. Elle est arrivée « enfant » dans le service, et dans leur rôle au quotidien, les soignants l'ont accompagné pour l'aider à accepter les changements corporels, comme pour les premières menstruations où elle était en pleurs. Dus à sa pathologie, des risques de déficit de croissance sont souvent présents. Leila évoque des appréhensions sur sa taille pendant l'hospitalisation et demande souvent à être toisée.

Les adolescents atteints d'une maladie chronique depuis l'enfance ont déjà été maintes fois dépossédés de leur corps, qui a imprimé son emprise. Alors, l'arrivée de la puberté et des fantasmes liés au nouveau corps sexué et à ses potentialités risque de réactiver des vécus infantiles liés à cette mainmise de la maladie. En effet, ils viennent de nouveau signer à quel point le sujet n'est pas maître dans sa demeure : l'adolescent se retrouve de nouveau confronté avec quelque chose qui lui est imposé, le corps devient hors contrôle. Il n'a pas été concerté, prévenu de l'arrivée de ces transformations qui viennent le bouleverser.

Moses Laufer a fait de l'exigence de modifier la relation au corps la tâche centrale du développement à l'adolescence. La maladie engendre une faille narcissique, une dépossession du corps et « la souffrance organique qui dépasse une certaine durée a de fortes chances de marquer définitivement la relation du sujet à son corps et à la réalité ». Les adolescents atteints d'une maladie somatique chronique depuis l'enfance peuvent se mettre à éprouver une haine intense pour leur corps, las de se battre contre la douleur, de devoir composer avec elle parfois quotidiennement. Parfois, la maladie fait du corps un corps-déchet, qui ne mérite pas d'être investi et les transformations subies par le corps à la puberté renforcent le sentiment de haine. Pour certains adolescents, le surgissement du corps sexué n'est pas supportable, insécurisant et accentue l'instabilité du corps. Les atteintes liées à la maladie sont parfois imputées au corps pubère, rendant difficile l'intégration de ce nouveau corps sexuel.

« Puberté ? Ne prononcez pas ce mot ou je m'en vais ! » Il a été longtemps difficile d'aborder la puberté en entretien, Leila pouvait alors se lever et quitter mon bureau. Elle a pu évoquer son envie de rester une enfant, sa peur de ce qui allait se produire, ou le fantasme qu'il ne se produirait rien parce que la maladie l'empêcherait. Petite, elle a d'emblée cohabité avec des sensations étranges, non partageables, mais qui étaient là. D'innommables, elles ont alors pu être rattachées à un nom. Leila a grandi avec ce corps symptomatique qui connaît des pics de douleur et d'autres moments de tranquillité. Son corps s'est

présenté d'emblée comme inhospitalier, mais elle s'est construite avec ce corps. Elle est toujours habillée de façon très coquette et féminine : de belles robes, qu'elle accessoirise. Mais elle est loin de la mode adolescente actuelle : pas de jean ou de petits hauts, encore moins de talons. Leila a un style bien à elle, atypique. Annie Birraux écrit que « le langage du corps adolescent est caractérisé par le rejet des codes culturels. Rien n'est plus flagrant pendant cette période que le besoin de se démarquer des habitudes dont l'éducation l'a imprégné ». La manière de se vêtir est un des signes de rébellion traduisant « le difficile commerce avec les attributs du statut d'adulte ». Leila est coincée : elle ne veut pas grandir, évoque comme Peter Pan à quel point seul le monde de l'enfance peut avoir grâce à ses yeux tout en redoutant plus que tout *« d'être comme eux »,* ses parents.

Raymond Cahn évoque le surgissement du corps génital ressenti par l'adolescent comme un « inquiétant étranger », pouvant amener l'adolescent à traiter son corps comme un objet externe à sa vie psychique, pouvant vivre le bouleversement pubertaire comme extérieur à lui-même, dans la mesure où le corps échappe à son contrôle et où il assiste passivement à ses changements qui s'imposent à lui. Leila ne parlait jamais de son corps auparavant, sauf s'il était question des soins. Mais son corps de jeune fille était inexistant et nommer la puberté en entretien était une façon insupportable pour elle de le convoquer, de le rappeler à la réalité. La façon de se vêtir pour certains adolescents serait plus souvent « défensive » dans un premier temps avant d'être créative. Rester habillée comme une petite fille, c'était se rassurer et en même temps rassurer ses parents qui ne souhaitaient pas la voir grandir.

Pour les adolescents atteints d'une maladie depuis l'enfance, leur corps est d'emblée un corps malade. À la puberté, ce corps, malade mais familier, devient de nouveau étranger. Le corps dysfonctionne, change, et ils s'en sentent délogés. Les métamorphoses du corps déclenchent un ensemble de phénomènes psychiques, liés à la puberté, aux transformations corporelles. L'activité pulsionnelle s'éveille, physiologiquement et psychiquement, le corps se transforme. Corps solide, corps marqué, corps mentalisé, mais surtout corps identifié, reconnu dans sa sexuation. Les processus pubertaires vont alors avoir une double valence : d'une part, ils se montrent menaçants en imposant au sujet de faire face à nouveau à de l'inconnu ; d'autre part, ils apparaissent comme rassurants, ils sont un inévitable que la maladie n'a pas pu chasser. Certains enfants, atteints de maladie somatique chronique comme Leila, ont un temps fantasmé que la puberté « les épargnerait », qu'elle n'arriverait jamais, car ils avaient été marqués à jamais par la maladie. Ils construisent des théories infantiles propres à la maladie somatique chronique, faisant de celle-ci un rempart face au sexuel et à l'émergence de la sexualité génitale. Comme un impossible ou une punition, ces adolescents ne traverseraient jamais rien comme les autres. Le voile de l'infantile subsisterait pour toujours au-dessus d'eux. Dans leurs discours, la réalité de l'adolescence est d'abord niée, évitée. Tout semble, dans un premier temps, figé. Il est question des projets d'avenir, des études, mais le corps n'est jamais au premier plan. Il n'est pas désinvesti, mais il est juste « là », comme un état de fait, une chose qu'elle ne remarquerait plus, à laquelle elle ne porterait plus attention.

Il peut apparaître difficile de distinguer les signes de la maladie, des modifications du corps secondaire à la puberté, ce qui peut renforcer le sentiment d'étrangeté face à leur propre corps. Lors de l'arrivée de la puberté, Leila a développé un ensemble de nouveaux symptômes : des malaises, des tremblements, des maux de tête. Elle était persuadée que cela faisait partie des transformations à subir et s'angoissait de son devenir. Elle se demandait si le corps pouvait *« lâcher à cause de la puberté »,* si cela faisait partie des *« épreuves de la puberté ».* Lors d'une hospitalisation estivale dans son centre hospitalier, ses médecins découvrent qu'elle avait en réalité développé depuis de nombreuses années une épilepsie qui n'avait jamais été diagnostiquée et qui était, de fait, responsable des nouvelles manifestations somatiques que Leila rencontrait. Mais pour Leila, la survenue de cette nouvelle maladie reste fantasmatiquement rattachée à *« cette histoire de puberté »,* comme si la puberté se confondait avec la maladie pour être mieux tolérée, ou pour que le diagnostic d'une seconde maladie chronique à quinze ans puisse être « mieux accepté ».

Des affects de honte se lient aux représentations concernant le corps : Leila se trouve *« trop grosse », « moche », « pas comme il faut ».* Des persécuteurs sont désignés, les médecins, qui en plus de vouloir lui enlever sa sonde lui diagnostiquent cette nouvelle pathologie, mais aussi ses parents qui l'empêchent d'avoir une liberté suffisante. L'extériorisation des pulsions destructrices envers ses parents, mais aussi envers elle-même s'intensifie en même temps que se poursuit l'appropriation d'une position plus subjective. Elle s'oppose à ses parents au téléphone, leur tient tête : la persécution ne semble plus subie, mais projetée au-dehors.

Leila peut aussi être dans l'opposition avec les soignants : elle leur tient tête, ne leur parle pas toujours correctement et peut jouer avec ses soins et l'inquiétude qu'elle suscite chez eux. Connaissant les limites de son corps, elle les pousse parfois dans leur retranchement. Mais que cherche-t-elle ? À les inquiéter ? À les énerver ? Ou à créer du lien malgré tout ?

Leila et la sonde

Pour maintenir son taux de glycémie dans la norme, Leila doit être nourrie la nuit avec une alimentation entérale passant par une sonde naso-gastrique qu'elle se pose seule tous les soirs.

Lors de sa dernière hospitalisation dans son hôpital référent, il lui a été proposé d'arrêter la nutrition nocturne, en proposant un réveil à minuit afin qu'elle prenne de nouveau de la Maïzena®. Son médecin lui a expliqué tous les bénéfices que Leila en retirerait : plus d'appareillage, plus de liberté, plus de plaisir à manger lors des repas. Pour autant, ce n'est absolument pas ce que Leila en a retenu. Elle s'est sentie très angoissée par cette annonce, ne voyant absolument pas en quoi cela allait la soulager. Malgré les tentatives de sevrage de la sonde avec deux hospitalisations longues, celles-ci se sont montrées infructueuses puisque Leila s'est retrouvée à chaque fois en hypoglycémie pendant la nuit. À l'occasion d'une synthèse, son médecin nous confiera n'avoir jamais vu ça. *« C'est la première patiente que je vois qui n'est pas pressée de se débarrasser de la sonde ! »* Lors de nos entretiens, Leila explique à quel point cela la rassure d'avoir ce « cordon ombilical » relié à sa machine. *« Je ne vois pas en quoi ça les dérange si je la garde. Elle m'a dit que chez les adultes, ça n'existait plus. Ce n'est pas grave, je n'ai qu'à pas devenir adulte ! »* Elle n'en parle jamais comme quelque chose de dérangeant. Par ailleurs, lorsqu'elle devait prendre des médicaments au début de sa prise en charge, elle prétextait ne pas pouvoir les avaler pour que les infirmières lui passent dans sa sonde.

Il apparaît inconcevable pour Leila de se séparer de cette machine qui la rassure, qui fait lien avec l'extérieur, mais qui surtout la nourrit. Car Leila mange très peu aux repas, et dit aux soignants qu'elle préfère boire sa Maïzena® diluée, qui a été surnommée par l'équipe soignante « le petit lait ». Au self, elle manifeste souvent des attitudes de dégouût et d'écœurement devant ses plats pourtant choisis avec la diététicienne. Pour Marie Le Fourn, « manger reste une prise de position personnelle. Or, le sujet – quel que soit son âge – n'est pas toujours disposé à devenir ce que l'on attend de lui. Refuser de manger – ou manger comme les autres – permet de signifier son opposition, son ambivalence ou toute autre posture affective dans une relation ». Dans les premiers temps de la vie, le petit d'homme est appelé nourrisson tant son quotidien est rythmé par les repas qui ritualisent ses journées. Ces moments vont être enrichis par le holding, par les goûts alimentaires transmis par sa famille. L'alimentation constitue ainsi « un socle de construction du caractère, du corps, ainsi que des relations aux objets parentaux ».

Le diagnostic de glycogénose a été posé quand Leila avait huit mois devant l'association d'hypoglycémies symptomatiques et suite à des convulsions répétées depuis l'âge de trois mois. Depuis ses parents sont littéralement *« scotchés »* à elle, comme elle le souligne. Elle n'a pas le droit de sortir, elle doit leur faire un compte-rendu régulier du déroulement de sa journée et ils doivent approuver chacune de ses décisions. La relation que Leila a tissée avec sa sonde nasograstrique est une relation intime où elle seule décide, maîtrise, à l'abri du regard de ses parents. Il n'y a personne entre eux. Il en est de même pour les traitements : le « petit lait Maïzena » la différencie d'eux et l'éloigne de leur façon de s'alimenter. Celui-ci devient alors une sorte de totem, une façon de se définir en se différenciant des autres ainsi que l'énonce Claude Lévi-Strauss (1962). Selon lui, l'aliment, l'alimentation et la cuisine sont un langage. C'est alors un principe d'identité, de distinction à l'égard de ses pairs. « Il faut que l'aliment soit pensé avant d'être incorporé, puis symbolisé, en vertu du principe que l'on devient ce que l'on mange. (...) La bouche fait alors office de barrière, de contrôle dans ce rituel mental d'incorporation et de symbolisation de l'aliment ». S'empêcher de manger comme tout le monde aux repas en restant accrochée à sa nutrition entérale apparaît comme le seul moyen pour Leila de se désintriquer des mouvements parentaux tentaculaires étouffants. L'aliment devient l'objet, la trace de l'amour, mais aussi de la haine. Le refus du sevrage de la sonde est au cœur du conflit entre l'autonomie et la dépendance pour Leila.

Le risque d'hypoglycémie reste le principal danger lié à sa pathologie. Leila doit donc contrôler régulièrement sa glycémie, car elle ne ressent pas les signes liés à une hypoglycémie.

Pour éviter cela, elle doit avoir un apport en glucides régulier lors des repas et doit supplémenter avec de la Maïzena® diluée dans de l'eau qu'elle doit ingérer environ toutes les trois heures.

Comme nous l'avons vu, l'alimentation orale est compliquée pour Leila. Cependant, la glycogénose entraîne une perte d'appétit. Il a donc été difficile pour l'équipe soignante de savoir si celle-ci était un symptôme ou un potentiel « caprice », Leila refusant souvent de manger prétextant qu'elle n'aime pas ou qu'elle a des douleurs abdominales. Lors des moments de repas, elle peut dire sans explication, *« j'peux pas »,* tout en disant qu'elle *« n'a jamais faim »,* excepté en sortie où elle se régale de son sandwich. Leila reste plutôt rigoureuse dans ses soins même si elle peut parfois se mettre en danger et tester les limites de sa maladie en refusant de s'alimenter surtout lorsqu'elle est en hypoglycémie. L'équipe a eu aussi de fortes suspicions qu'elle ait pu arrêter ou mettre en erreur la pompe d'alimentation ou encore jeter de la Maïzena® à certains moments de son hospitalisation.

Pour les soignants, il a été question en premier lieu d'apprendre à Leila les normes de la glycémie capillaires pour qu'elle soit en capacité de réagir seule lorsque celle-ci est trop basse et de pouvoir adapter son activité physique. S'en est suivie l'autonomisation sur la préparation des Maïzenas® et de l'alimentation entérale nocturne, car au domicile, la maman préparait tout. Un travail a également été réalisé sur l'alimentation orale avec la diététicienne pour essayer de lui faire prendre conscience de la nécessité des apports glucidiques durant les repas et essayer de réduire la Maïzena®.

Un travail de collaboration avec l'hôpital adresseur a été nécessaire pour que Leila puisse accepter un arrêt de l'alimentation entérale la nuit, celle-ci ayant été remplacée par de la Maïzena®. En effet, le médecin référent avait prescrit la pose d'une sonde « à vide », sans passage d'alimentation, pour la rassurer. Après un entretien avec le médecin de notre unité, cette proposition n'a pas été suivie, l'équipe, déconcertée par la prescription, a préféré accompagner Leila, la rassurer plutôt que de continuer à lui poser une sonde dont elle ne se serait à leur avis jamais séparée.

Le non-départ en Algérie

Au fil du temps, les parents se sont sentis plus en sécurité avec le cadre de l'hospitalisation et d'une relation en « collage » avec leur fille, ils sont passés quasiment à une forme d'abandon, organisant des départs au pays pour trois semaines consécutives, avec leurs fils, mais sans Leila, ce qui l'obligeait à rester au centre sans rentrer chez elle. Elle rêve pourtant de pouvoir elle aussi aller en Algérie, pour voir notamment la maison familiale, mais, malgré l'accord des médecins référents, les parents restent réticents à ce voyage. Au premier voyage des parents, Leila n'a cessé de pleurer les week-ends où elle est restée hospitalisée. Elle tentait de les joindre, parfois en vain, criant l'injustice de cette situation. Ses parents ont renouvelé leur départ l'année suivante, et cette fois-ci, Leila a pu exprimer sa colère, *« ils n'en ont rien à f... de moi, ils ne pensent qu'à eux »*. C'est elle qui cette fois-ci ne leur répondait plus toujours au téléphone et elle s'est mise en lien avec les soignants pour organiser des sorties sur les week-ends où elle restait. Elle a de plus investi le club théâtre et a demandé lors d'un de nos entretiens s'il était possible qu'elle participe à un groupe à médiation corporelle qui a lieu dans le service. *« Toute seule ce serait impossible, mais ça m'intéresserait de voir ce qu'on y fait »*. Ses tenues ont également changé, elle s'est créé un style bien à elle, cachant par ailleurs certains habits quand sa mère lui rendait visite. Elle s'est même mise à échanger certains de ses habits avec d'autres camarades du service.

S'affranchir du désir parental et se risquer à explorer de nouveaux mondes n'a plus été perçu pour Leila comme une transgression, après la trahison des parents et leur départ en Algérie sur son temps d'hospitalisation. De plus, cela a remis au-devant de la scène le corps happé par la maladie, responsable de son exclusion du voyage. La maladie barrerait un possible retour aux sources comme elle en a précipité le départ. Leila dénonce à sa manière la non-prise de responsabilité de ses parents : à son arrivée dans l'unité, nous avions travaillé sur son arbre généalogique. Lors de sa construction, elle n'arrivait pas à comprendre pourquoi certains membres de sa famille étaient au final des deux côtés. Récemment, elle évoque sa réticence à devenir adulte en ces mots : *« si c'est pour se marier avec un cousin et faire des enfants malades, non merci »*. Cette tentative de symbolisation de la maladie, d'inscription dans le tissu psychique, témoigne du travail de « roman familial » à l'œuvre chez Leila.

La fonction subjectivante des soins

Notre unité de double prise en charge assure une certaine contenance et remplit la fonction d'une enveloppe psychique, au sens d'une frontière en même temps que d'un contenant. La construction de cette enveloppe permet aux patients, mais aussi aux familles de se sentir accompagnés, étayés et soutenus. L'institution en tant que surface d'inscription a la fonction d'une latence permettant une secondarisation, une mise à distance, le déplacement sur d'autres objets, comme l'équipe soignante, des différentes problématiques que les adolescents traversent. L'hospitalisation est associée à une demande de réparation, de tiercéïsation face à la maladie et/ou face à l'environnement. Elle est un entre-deux, un espace où l'affirmation subjective devient possible. L'hospitalisation fait office d'un contenant-réceptacle, « corps vivant au sein duquel opère une circulation de représentations et d'affects "digérés" et élaborés quotidiennement grâce au travail de pensée et de liaison effectué en équipe ».

Notre prise en charge institutionnelle constitue une réinsertion subjective par les soins subjectivants assurés par les soignants. La relation fait partie intégrante des soins. Par identification à la capacité soignante des professionnels, les adolescents trouvent des supports et des soutiens pour prendre soin d'eux. Ce qui se joue dans l'interrelation entre soignants et soignés, entre en relation avec le travail d'appropriation subjective des patients.

La neutropénie (déficit en neutrophile) entraînant un risque d'infections, Leila doit se faire des injections de Neupogen® cinq jours sur sept, pour stimuler la production de globules blancs et ainsi éviter les infections. Lorsqu'elle arrive dans le service, les parents expliquent que c'est la maman qui lui fait les injections dans les fesses chaque jour. L'équipe prend le relais de la maman et Leila ne voulant pas changer ses habitudes, refuse que les infirmières lui fassent les injections sur une autre zone et refuse de se les faire seule.

Par un travail de réassurance et d'étayage, les soignants ont tenté dans un premier temps de réduire l'appréhension de Leila quant à un changement de zone d'injection. Elle parvient à accepter que les infirmières lui fassent sur la cuisse de façon progressive. Dans un second temps, les soignants lui ont appris à se faire les injections seule, ce qu'elle parvient désormais à faire.

La relation avec ses pairs a été une étape difficile pour Leila. En effet, avant d'arriver dans le service, elle ne sortait pas hormis pour aller à l'école. Très isolée dans un premier temps, elle restait dans sa chambre, fuyait le regard des autres, longeait les murs, et se cachait les yeux avec ses cheveux. Leila a dans un premier temps réussi à entrer en relation seulement avec ses voisines de chambre pouvant régulièrement copier les symptômes de celles-ci par mimétisme. Puis petit à petit, elle a pris confiance et a pu prendre une vraie place dans un groupe. Elle s'est inscrite au groupe théâtre de l'institution, à la natation puis au groupe vélo avec les enseignants en activité physique adaptée après avoir appris les week-ends avec un aide-soignant de l'unité. Elle a également réalisé de nombreuses balades avec les soignants à la découverte de la faune et de la flore du parc du centre. Les temps de discussion avec des adultes qui l'écoutent sont aussi nouveaux pour elle.

Tout en cherchant le contact avec les soignants, elle n'est pas non plus à l'aise dans sa relation avec eux, même si elle trouve des manières de se faire remarquer : elle râle, est agressive, se frappe la tête avec ses mains, simule un hoquet. Sa relation avec les adultes reste aujourd'hui sur le registre de l'interpellation, Leila adoptant des attitudes et des propos inquiétants (somatisation, relate des malaises, des chutes sans témoin, simule des hoquets...) comme pour être sûre d'être toujours au cœur de leur attention.

Sur le plan de l'hygiène, lorsqu'elle arrive dans le service, Leila n'est pas autonome. Elle doit se laver les cheveux seulement le week-end au domicile, ses parents ayant peur qu'elle soit malade. Une éducation a été menée sur de l'hygiène quotidienne corporelle, cependant Leila a encore des difficultés à en comprendre l'importance, notamment en ce qui concerne l'hygiène dentaire. En effet, du fait de l'ingestion de Maïzena®, elle doit être rigoureuse sur le lavage des dents ce qu'elle ne fait pas toujours, ce qui peut lui provoquer par moment une mauvaise haleine. L'équipe soignante aura tout de même réussi à faire en sorte qu'elle réalise enfin son premier shampoing dans l'unité lors de sa deuxième année de prise en charge.

Pendant les entretiens familiaux, toute vie psychique semble s'effacer : Leila est muette, met ses cheveux devant ses yeux, nous tourne à tous le dos. La mère est de moins en moins présente, et son père lisse et a-conflictualise tout : à la maison *« elle n'est jamais comme ça », « elle nous parle, joue », « on rigole beaucoup ».* Après son retour d'un pèlerinage à la Mecque, la mère a radicalement changé : elle est voilée, mets des habits amples et sombres alors que nous l'avions connue différemment à l'admission de Leila. À plusieurs reprises lors des entretiens familiaux, le médecin proposera à Madame d'entamer un suivi psychologique devant son état de tristesse, ce qu'elle fera. Elle n'a plus à se lever toutes les nuits pour les soins et ce soulagement semble entraîner chez elle un effondrement dépressif. Elle semble également s'épuiser face au petit frère de Leila, qui, bien que pris en charge dans un établissement spécialisé, ne parle toujours pas, crie beaucoup et se montre de plus en plus agité. Mais rien de tout cela ne peut être évoqué lors des entretiens familiaux. Leila finira par évoquer *« se faire engueuler »* après chaque consultation familiale si elle parle de ce qu'il se passe à la maison. Elle ira jusqu'à nous demander de ne plus évoquer quoi que ce soit, exprimant que *« ça ne sert à rien », « que ce sera pire », « qu'elle préfère garder sa place dans sa famille comme ça ».* L'impossibilité de discuter et de travailler avec la famille de Leila constituera un regret pour l'équipe soignante dans la prise en charge de cette patiente.

Enfin, l'hospitalisation l'aura aidée à avoir une relation plus apaisée avec son corps, dont elle peut aujourd'hui plus librement parler. Elle ne sursaute plus quand une soignante lui parle de soutien-gorge, elle emprunte des livres à la bibliothèque parlant des formes féminines, des menstruations, elle cache des affaires de « fille » dans le placard de ses camarades afin que ses parents ne les trouvent pas. Elle acceptera également d'investir un espace de psychomotricité en groupe, la relation duelle lui paraissant trop insupportable.

Après cinq années de prise en charge dans notre unité, Leila quittera la structure pour intégrer un Institut Médico-Professionnel (IMPRO) qui l'accompagnera dans ses projets vers le devenir adulte.

Conclusion

Au fur et à mesure de notre prise en charge, nous avons senti à quel point la famille de Leila ne faisait qu'un, un seul corps, une seule entité. À cette menace de fusion annihilante, Leila a opposé son besoin de distanciation, de rupture avec ce « cordon psychique », rupture indispensable pour la conquête de l'identité. Pour sortir des impasses du travail de subjectivation, elle doit faire face à la terreur suscitée par la séparation quasi corporelle d'avec le noyau familial, opération pour laquelle elle n'est nullement soutenue par ses parents. La prise en charge institutionnelle a permis une relance des processus de pensée chez Leila, l'aidant à l'élaboration de ses vécus actuels ou passés.

Bibliographie

Aulagnier P. (1986), *Un interprète en quête de sens*, Paris, Payot.

Birraux A. (2004), *Le corps adolescent*, Paris, Bayard.

Cahn R. (1998), *L'adolescent dans la psychanalyse. L'aventure de la subjectivation,* Paris, PUF.

Dargent F. (2008), « Persécution dedans/dehors », *Adolescence,* 26, 3,

Le Fourn M. (2013), « La rencontre de l'aliment, aliment de rencontre et représentations : comment questionner la construction du moi au travers de l'alimentation », *Cliniques*, 6, 2.

Matha C. (2011), « Un adolescent est battu », Matha C, Dargent F., *Blessures de l'adolescence*, Paris, PUF.

Du corps éprouvé au corps persécuteur : l'expérience limite des adolescents atteints de cancer face à la « violence ordinaire » des traitements oncologiques

Gabrielle Marioni[1]

Devoir composer avec la survenue d'un cancer, à l'adolescence, est une épreuve difficile, par l'atteinte corporelle et psychique qu'elle engendre à une période de la vie où d'importants remaniements physiques et psychologiques sont déjà à l'œuvre. Le cancer est souvent vécu comme une expérience agressive, voire violente, pour l'adolescent (Marioni, 2009 a ; Seigneur, Lemaître, 2016). On oublie cependant que les traitements oncologiques le sont parfois tout autant, bien que leur visée première soit de soigner voire de guérir l'adolescent. Il existe pourtant bien une violence inhérente et intrinsèque aux protocoles thérapeutiques, violence qui peut devenir « ordinaire »[2] en oncologie, tant elle s'inscrit de façon latente et insidieuse dans le quotidien des patients et des soignants, et devient familière sur de longs mois voire sur des années parfois. À la lumière de cette violence que recèlent les traitements, nous

[1] Psychologue Clinicienne, Docteur en Psychologie
Département de Cancérologie de l'Enfant et de l'Adolescent et Unité de Psycho-Oncologie, Tel : 01 42 11 48 42 www.gustaveroussy.fr

[2] Le concept de « violence ordinaire » est issu de travaux en sciences sociales. On qualifie d'« ordinaire » une violence présente dans le quotidien, invisible, impalpable, banalisée et passivement 'acceptée'. Elle n'est pas, à proprement parler, le fait d'individus qui procéderaient à des actes violents intentionnels ou délictuels, mais concerne plutôt des phénomènes qui infiltrent les institutions. Concernant la sphère hospitalière, voir, par exemple, les ouvrages de M.C. Pouchelle, 2003 et 2008, et d'A. Vega, 2000, sur la question.

essayerons, en tant que psychologue clinicienne travaillant spécifiquement auprès d'adolescents atteints de cancer, d'éclairer et de comprendre la situation d'adolescents qui nous sont régulièrement adressés par les équipes soignantes comme étant potentiellement « déprimés par la maladie » et « à risque de ne plus vouloir poursuivre les protocoles thérapeutiques ». Nous montrerons que l'expérience limite que certains adolescents vivent dans le contexte oncologique, vécue parfois comme désubjectivante, voire déshumanisante, n'est pas toujours tant liée à « l'épreuve de la maladie », qu'à l'épreuve physique et psychique extrême que représentent et qu'engendrent certains traitements, notamment sur la durée. Nous essayerons de comprendre, par là même, la fonction de la « psychologisation » d'un problème qui regarde avant tout les traitements, dans la violence concrète et réelle qu'ils recèlent et dans ce qu'ils engendrent, chez l'adolescent, en termes d'épuisement et de limitations corporelles, fonctionnelles, relationnelles, culturelles et sociales.

Vignettes cliniques pour introduire le propos

Maxime est un jeune homme de dix-sept ans atteint d'une tumeur d'Ewing abdominale. Le traitement consiste en cinq mois de chimiothérapie, puis en séances de radiothérapie de l'abdomen *in toto* pendant un mois, suivies d'une opération du résidu tumoral et de six nouvelles cures de chimiothérapie. Un suivi psychologique est proposé régulièrement à ce jeune homme depuis le diagnostic. Après l'opération du résidu tumoral et alors qu'il lui reste six cures de chimiothérapie sur une période de quatre mois, cet adolescent nous est adressé par l'équipe soignante pour « évaluation des éléments dépressifs ». L'équipe pense, en effet, que Maxime « ne supporte plus la maladie et qu'il est déprimé ».

L'entretien psychologique montre que Maxime est épuisé, physiquement et psychologiquement. Il a passé peu de temps chez lui, ces sept derniers mois, entre les différents traitements. Il s'est senti tellement fatigué qu'il a surtout essayé de se reposer. Il n'a pas toujours pu profiter du temps qu'il avait pour lui. Suite à l'opération, il a de nouveau maigri (IMC à 16) et la pose d'une sonde naso-gastrique a été nécessaire.

Maxime se sent très triste, angoissé, limité dans sa vie sociale et amicale : il « n'a plus la force de sortir ». Il voit peu d'amis en raison de sa fatigue, mais aussi parce qu'il « ne veut pas qu'on le voie si rachitique ». Lui, habituellement très soucieux de son apparence et de son « style », ne se reconnaît plus physiquement et se sent laid. Cet adolescent conserve cependant ses centres d'intérêt habituels, qu'il investit autant qu'il peut, et tente de préserver une forme de scolarité. On ne trouve pas, en entretien, d'idées noires ni suicidaires. Maxime exprime la très grande peur que son « corps ne tienne plus face aux traitements » et qu'il n'ait « plus le temps de s'en remettre entre deux chimios ». Il a parfois l'impression que « les traitements le rendent plus malade que la maladie ». Il se demande « jusqu'où ira sa résistance physique » et a peur de ne « plus réussir à suivre le rythme des traitements ». Face à ce sentiment d'être à la limite de ce que son corps peut supporter, il se sent « saturé » et exprime le « besoin d'une pause » avant de démarrer de nouvelles cures de chimiothérapie. Il se montre cependant ambivalent dans ce souhait, car il a « peur qu'en se laissant du temps, la maladie prenne le dessus », alors que le pronostic de la maladie reste bon.

Marion est une adolescente de seize ans suivie pour une maladie de Hodgkin. Elle reçoit six cures de chimiothérapie puis se voit proposer des séances de radiothérapie, qui doivent être interrompues pour des raisons médicales. Devant la progression tumorale, cinq nouvelles cures de chimiothérapie lui sont proposées, puis une « intensification » avec une chimiothérapie à haute dose, qui suppose une hospitalisation sans sortir de sa chambre pendant près d'un mois. Pendant toute la durée des traitements et à l'occasion des entretiens que nous avons avec elle, Marion dit de façon récurrente combien les traitements sont éprouvants pour elle, tant par les conséquences physiques et les effets secondaires qu'ils induisent, que par les limitations qu'ils impliquent dans sa vie de jeune femme (fatigue importante qui limite ses sorties et ses relations aux autres notamment). Après la chimiothérapie à haute dose, Marion nous est adressée par l'équipe soignante pour « évaluation de la dépression ». L'équipe a peur que Marion n'accepte pas les nouveaux traitements envisagés. Elle est en effet décrite comme ne supportant plus la maladie. En entretien, après quatorze mois de traitements, Marion décrit un épuisement physique et psychique lié à la maladie, aux hospitalisations répétées sur la durée qui lui ont laissé peu de répit chez elle pour pouvoir mener sa vie d'adolescente, sortir et voir des amis. Cet épuisement est également lié aux traitements, qui induisent nausées, vomissements, gain de poids important en raison des corticoïdes. Elle vit tous ces effets liés aux traitements comme « une torture », quelque chose de « pas humain », une épreuve extrême qui l'agresse et qu'elle ne supporte plus. Elle « se sent à bout » et décrit un état où « (son) corps est comme une pile usée à qui on demande de continuer, mais qui ne tient plus ». Alors qu'elle semble avoir bien compris les enjeux vitaux liés à un éventuel arrêt des traitements, elle envisage peut-être de ne pas accepter le nouveau protocole qui lui sera proposé (même si l'objectif demeure curateur), car elle « n'en peut plus ». Enfin, elle exprime explicitement sa peur que « son corps, trop faible, ne tienne plus et que ce soient finalement plus les traitements, que la maladie, qui finissent par la tuer ».

La détresse que les adolescents expriment ici, ne semble pas uniquement liée au « vécu de la maladie » (qui peut constituer un « mot-valise » cachant des aspects plus ciblés et complexes) ni au risque de mort qui lui est lié, mais également au vécu des traitements, ressentis comme violents, persécuteurs voire perçus comme pouvant engager un risque vital au même titre que la maladie. Il nous semble que c'est cette « clinique de l'extrême », devenue « routinière », car s'inscrivant dans le quotidien des traitements oncologiques, que les adolescents dits « déprimés » interrogent parfois : « J'ai des chances de guérir, certes, mais quel sera le seuil de tolérance de mon corps pour supporter les traitements ? Comment pouvez-vous continuer à viser la guérison, en faisant comme si mon corps n'avait pas de limites ? »

De la difficulté des soignants à se représenter et à évoquer la violence inhérente aux traitements oncologiques : une violence latente devenue « ordinaire » ou un sujet tabou ?

La guérison du cancer repose sur l'utilisation de protocoles oncologiques qui, bien qu'ils aient une visée thérapeutique, agressent en même temps le corps. Le vocabulaire guerrier et les métaphores militaires utilisés en oncologie témoignent de cette part agressive dont sont porteurs les traitements qui doivent « attaquer l'ennemi maladie » (Nau, 2016) que représente le cancer : on parle ainsi couramment d'« arsenal thérapeutique », de « combat » pour « vaincre » la maladie, de « stratégie » thérapeutique, et même très explicitement de « traitements agressifs » dont « l'agressivité est à la mesure de l'agressivité de la maladie », comme l'expliquent souvent les oncologues aux adolescents. Dans ce contexte, et à présent que les chances de guérison sont devenues globalement importantes en oncopédiatrie[3], l'un des objectifs majeurs de la recherche en cancérologie est justement de réduire le plus possible cette composante « agressive » des traitements, en limitant notamment les effets secondaires, les séquelles physiques et neurocognitives, et leurs retombées sur la qualité de vie des patients.

Le corps, en même temps qu'il est soigné, est donc « attaqué » par ces mêmes traitements oncologiques (Marioni, 2009b) et les adolescents peuvent connaître différents moments difficiles au cours des protocoles thérapeutiques : perte des cheveux et des poils, mucite parfois sévère, corps douloureux, « mauvaise tolérance » somatique à la toxicité de certaines chimiothérapies, corps amaigri jusqu'à un état d'anorexie, corps qui a grossi ou qui présente des vergetures (sous l'effet des corticoïdes notamment), corps œdématié, escarres possibles. Dans certains cas, l'amputation d'un membre (dans certaines situations de tumeurs osseuses notamment) ou une opération au visage (qui peut induire une défiguration) sont parfois nécessaires médicalement pour préserver la vie. Elles laissent des traces physiques et psychiques sur le long terme. Ces atteintes corporelles complexifient le rapport de l'adolescent à son corps et à son sentiment d'identité, à une période de sa vie où les transformations physiques liées à la puberté sont déjà complexes à élaborer sur le plan psychique.

Certains protocoles thérapeutiques, donc, par l'attaque du corps qu'ils induisent, peuvent être vécus comme violents par certains adolescents. Il n'y a cependant pas de proportionnalité entre la violence perçue par l'équipe soignante devant certains

---

[3] Données présentées par Armstong et coll. au Congrès de l'ASCO en 2015 : 80% des enfants de moins de 15 ans atteints d'un cancer guérissent.

éléments thérapeutiques et celle que vivent les patients. La pose d'un cathéter, par exemple, est un acte « banal » inscrit dans le quotidien des soignants en oncologie, et perçu comme un prérequis « de base » pour pouvoir soigner et essayer de guérir l'adolescent du cancer. Elle peut cependant être vécue comme violente par certains patients, qui doivent accepter un élément étranger dans leur corps. La survenue d'une mucite sévère induite par une chimiothérapie peut également être vécue par l'adolescent comme une épreuve extrême, alors même qu'elle fait partie des éléments quasi incontournables, quotidiens, courants, presque « banaux » des pratiques soignantes en oncologie. Nous voyons ici combien la fréquence de certains soins thérapeutiques peut faire oublier l'extraordinaire de l'acte pour le patient.

Cette violence inhérente aux traitements et les répercussions physiques et psychiques qu'elle induit, est rarement prise en compte pour expliquer la détresse de certains adolescents atteints de cancer, voire peut être occultée par les équipes soignantes, qui convoquent souvent en premier lieu la « violence de la maladie », pour expliquer la lassitude, les éléments anxio-dépressifs et la fatigue intense, pour ne pas dire l'épuisement, présents chez certains patients. Comment comprendre cet « impensé » voire cet impensable et imprononçable de la violence inhérente aux traitements ? Plusieurs éléments, parfois intriqués, peuvent expliquer ce phénomène d'occultation, par les soignants, de la violence inhérente aux protocoles thérapeutiques :

D'une part, est présente en filigrane dans les services d'oncologie, cette idée que, même si elle est difficile à vivre et à penser, la violence inhérente aux traitements et aux effets secondaires n'a que peu de poids au regard du risque de mort, probablement plus violent encore, que véhicule le cancer. S'il veut guérir, l'adolescent n'a pas d'autre choix que d'accepter les traitements qui lui sont proposés, même s'ils sont difficiles et « agressifs ». C'est comme s'il était tacitement convenu, entre patients et soignants, que « la mauvaise tolérance – physique et psychique – aux traitements » n'est « rien » en comparaison du risque de mort constamment présent si le patient choisit de ne pas les suivre. Ici, c'est l'enjeu vital qui prime. Et face au risque de mort qui existe sur le court terme,

« tant que le corps tient », et surtout si le pronostic est bon, il faut continuer les traitements.

D'autre part, il importe d'interroger le rapport complexe que peuvent avoir les soignants à la part agressive des soins. Les soignants sont confrontés de façon quotidienne et quasi permanente à des corps exposés à l'agressivité des traitements. Dans ce contexte, ils peuvent inconsciemment mettre en place des mécanismes de défense leur permettant de composer avec cette violence latente, et la laissent en arrière-plan de leurs pensées. Ceci permet une forme d'ajustement — pour ne pas dire d'habituation — à cette violence, qui constitue une protection nécessaire pour pouvoir tenir quotidiennement et sur le long terme face à l'impensable, et parfois l'insoutenable, des corps éprouvés. Pouvoir continuer à soigner humainement des patients passe donc paradoxalement par une forme d'occultation déshumanisée de l'expérience extrême que soignants et adolescents partagent ensemble.

Mais une autre dimension sans doute plus difficile à aborder, parce que refoulée, est la part d'agressivité inconsciente paradoxalement toujours présente dans la problématique de soin. Une forme de sadisme existe en effet dans tout acte soignant, rappelle Lepoutre (Lepoutre, 2014). L'auteur évoque là : « Non pas le sadisme spectaculaire, celui qui ne peut pas passer inaperçu lorsque le soin dysfonctionne, mais le sadisme discret qui opère précisément dans le soin qui fonctionne » (p. 196). Il soutient cette thèse d'une « implication subjective du soignant dans la violence » (p. 197) et évoque la position subjective de ce dernier dans le soin et le « sadisme qu'il met en œuvre à son insu » (p. 198). Le sadisme n'est pas l'envers du soin, mais le soin véhicule une part de sadisme, dont le soignant se défend d'en être en partie l'acteur. Des fantasmes sadiques latents sont ainsi présents dans le soin. Comme l'indique Lepoutre, il ne s'agit pas de faire le procès du soignant ni de le rendre coupable d'actes non souhaitables et répréhensibles, mais de reconnaître, au contraire, cette part paradoxale d'agressivité impliquée dans la fonction soignante. Si donc, dans le contexte oncologique, cette part agressive des traitements demeure « masquée » voire fait l'objet d'un évitement de pensée de la part des soignants, c'est probablement parce qu'elle peut réveiller et révéler chez eux ces fantasmes agressifs voire sadiques complexes avec lesquels il leur est difficile de composer, car allant à l'encontre de l'idéologie soignante. Ces fantasmes convoquent en retour des sentiments de culpabilité et de honte importants, soigneusement refoulés, car inavouables et répréhensibles.

Diverses raisons – la plupart inconscientes – peuvent ainsi expliquer l'occultation, par les soignants, d'une violence inhérente à certains traitements médicaux. Pourtant, il nous semble que ce sont bien les limites de cette violence que certains adolescents atteints de cancer interrogent parfois, lorsqu'ils remettent en question leur capacité à poursuivre les traitements ou qu'ils demandent à « faire une pause » : des adolescents « empêcheurs de soigner en rond », en quelque sorte.

L'orientation vers le psychologue : « psychologiser » la violence des traitements pour réintroduire une part d'humain ?

Le psychologue travaillant en service d'oncologie pédiatrique se voit ainsi régulièrement adresser des adolescents « pour dépression » ou ayant exprimé des réserves quant à leur souhait de poursuivre les traitements. Ce repérage de la détresse par les soignants et la proposition d'aide qui en découle sont tout à fait positifs et nécessaires pour accompagner les adolescents le mieux possible. Cependant, cette démarche pose question lorsque l'identification d'une possible dépression est présentée par les équipes comme une certitude plus qu'une interrogation. Dans un nombre important de situations, même si une fatigue intense et des éléments dépressifs et/ou anxieux sont présents, nous ne retrouvons pas, en entretien, d'« épisode dépressif majeur »[4], qui nécessiterait l'orientation vers un psychiatre et la prescription d'antidépresseurs. Il s'agit généralement d'adolescents qui disent « en avoir marre des traitements », « ne plus les supporter », ce que les équipes soignantes comprennent et interprètent souvent comme « une dépression secondaire liée à la maladie ». Ce qui apparaît

---

[4] Depuis plus de deux semaines et de façon quasi permanente, au moins cinq de ces éléments doivent être présents : humeur dépressive, idées noires voire suicidaires, douleur morale, mésestime de soi, asthénie, perte d'intérêt, sentiment de culpabilité important, sentiment d'impasse, troubles alimentaires et/ou du sommeil.

cependant au-devant de la scène, en entretien, est surtout une lassitude, un épuisement physique et psychique extrême. Il est alors difficile pour l'adolescent d'imaginer continuer les traitements et les hospitalisations alors qu'il se sent « à bout » et surtout « au bout de ce qu'il peut supporter ». Ce sont en effet les traitements et ce qu'ils font vivre en termes d'expérience limite (physiquement et psychiquement), dans un corps parfois devenu « extrême » (Korff-Sausse, 2004), qui sont principalement évoqués comme expliquant les difficultés de l'adolescent à imaginer poursuivre le protocole thérapeutique. Éprouvé par les traitements et perçu par l'adolescent comme susceptible de « ne plus tenir », le corps peut être vécu comme d'autant plus persécuteur qu'il constitue en lui-même une limite au regard des besoins relationnels, sociaux, développementaux de l'adolescent, mais aussi des objectifs de guérison.

Dans ce contexte, on peut interroger les raisons qui conduisent les équipes soignantes à psychologiser un problème qui est surtout celui de la confrontation à la violence réelle des traitements, et à ce que ceux-ci font endurer à l'adolescent tant sur le plan physique que psychologique : un problème qui ne peut être pris en charge ni se soigner par une approche psychologique ni des antidépresseurs, même si la violence en jeu a nécessairement des retombées psychologiques sur l'adolescent et nécessite un accompagnement.

Cette psychologisation d'un problème qui relève avant tout de la violence réelle des traitements a déjà été mise en exergue dans un article ancien, intitulé « La violence thérapeutique » (Lebeer, 1997). L'auteur y mettait en avant la tendance des équipes à imputer à des difficultés psychologiques certains problèmes de compliance qui relevaient en réalité, en premier lieu, d'une violence réelle et intrinsèque aux traitements. Il concluait que cette violence faisait l'objet d'un évitement de pensée voire parfois d'un déni de la part des équipes hospitalières, qui excluait toute réflexion éthique. Nous rejoignons Lebeer dans sa thèse, même si à l'expression « violence thérapeutique » nous préférons celle de « violence inhérente aux traitements », l'adjectif épithète que l'auteur utilise nous semblant prêter à confusion, puisqu'il laisse entendre que la violence pourrait être « thérapeutique », ce qui n'est pas le cas.

Partageant la thèse de Lebeer, nous souhaitons en prolonger ici la réflexion, depuis notre place de psychologue travaillant en oncologie pédiatrique, en essayant de comprendre les mécanismes inconscients en jeu, et notamment la fonction que peut parfois remplir cette « psychologisation » voire cette « psychiatrisation » (par la prescription d'antidépresseurs) d'une violence en réalité bien réelle et inhérente aux traitements. Comment comprendre ce déplacement dans l'identification du problème (en le rattachant au « vécu de la maladie »), avec par ailleurs la recherche d'une solution psychologique à un problème inscrit en premier lieu dans le réel des soins ? Notre hypothèse est que recourir à la psychologisation d'un problème et d'une réponse, représente une façon inconsciente, pour les soignants, de réintroduire de l'humain là où la « violence ordinaire » des traitements les confronte, impuissants, à une expérience limite potentiellement déshumanisante – celle qu'eux-mêmes vivent dans le contexte oncologique, mais aussi celle des adolescents dont ils s'occupent –.

Car c'est bien cette question des frontières entre « l'humain, le dés-humain, l'inhumain » (Fedida, 2007), qui est au cœur de la clinique extrême de l'expérience du cancer et des traitements oncologiques, même s'il est difficile, voire douloureux pour les soignants, de se l'avouer. En indiquant qu'ils sont « à bout », ou en remettant en question la poursuite des traitements, certains adolescents atteints de cancer ayant pourtant de bonnes chances de guérison, interrogent les « limites du supportable » et posent, en filigrane, aux soignants, la question de « ce qui est humain » et des limites de l'humain. Les équipes soignantes peuvent alors se sentir ébranlées, pas uniquement en raison de la remise en question du protocole thérapeutique, mais parce qu'elles se sentent inconsciemment éprouvées par et dans cette question fondamentale de « l'humain en nous » : « Sommes-nous humains de proposer à ce patient des traitements aussi difficiles, à la limite de ce qu'il/son corps peut supporter, aux frontières de l'humain, même si nous n'avons actuellement pas d'autres alternatives pour essayer de le guérir ? Dans ce contexte de "violence ordinaire", que reste-t-il de l'humain en nous ? »

Une trop grande prise de conscience du sentiment de désubjectivation voire de déshumanisation qu'induisent les traitements pourrait empêcher les soignants de poursuivre les protocoles qu'ils doivent quotidiennement prodiguer. Ils n'ont pourtant pas d'autre alternative que de proposer les traitements difficiles qui existent actuellement. Orienter vers le psychologue, dans ce contexte, peut représenter un bon compromis inconscient pour avoir le sentiment de réintroduire de l'humain, tout en préservant le mécanisme de défense qui veut que pour pouvoir espérer guérir l'adolescent, il s'avère nécessaire d'accepter cette part de déshumanisation ou de « non humain » dans la mise en œuvre de traitements potentiellement vécus comme violents par les patients.

L'identification massive et récurrente à des corps éprouvés par les traitements, peut aussi éveiller chez les soignants des fantasmes de déshumanisation voire d'animalité (Korff-Sausse, 2007), qu'ils préfèrent ignorer : « Si cette part désubjectivée, voire déshumanisée, existe chez cet adolescent malade que nous voyons, elle pourrait aussi exister chez nous ; cela pourrait nous arriver… » Cette « identification déshumanisante » (Korff-Sausse, 2011) ainsi que la culpabilité inconsciente d'être en quelque sorte des « agresseurs » de l'adolescent, et d'y être en partie pour quelque chose dans ce processus déshumanisant, renforce chez les soignants l'évitement de pensée et les contre-attitudes non élaborées. C'est ainsi qu'en adressant l'adolescent au psychologue, les soignants se protègent de ces identifications et de cette culpabilité importante.

Rôle et fonction du psychologue au sein de l'équipe pluridisciplinaire

Dans ce contexte où un adolescent est adressé pour dépression ou épuisement « liés à la maladie » ou pour « risque de non compliance aux protocoles proposés », le rôle du psychologue apparaît triple :

D'une part, il consiste, dans un premier temps, à évaluer l'état psychologique de l'adolescent et la pluralité des problèmes qu'il rencontre dans sa difficulté à poursuivre les traitements (Dauchy et al, 2018). Il faut notamment tenir compte de : son histoire individuelle et familiale ; sa vulnérabilité psychique et sociale et ses ressources (y compris celles qui préexistaient au cancer) ; les « événements de vie » auxquels il a été confronté ; l'histoire de sa maladie (chronicité de la prise en charge ? Accumulation de lignes de traitements ? Rechute(s) ? Présence de séquelles ?) ; la présence de troubles émotionnels (troubles anxieux et dépressifs, y compris ceux qui préexistent à la maladie) ; son niveau d'information et de compréhension sur les traitements et leurs objectifs malgré les effets secondaires (Charles, Dauchy, 2013) ; le décalage qui peut exister entre les propositions thérapeutiques et les bénéfices qu'il en perçoit (les traitements ont-ils trop d'impact sur ce qui est important dans sa vie et qui fait sa valeur ?) ; le sens et le poids que prennent les traitements pour lui au regard de l'enjeu vital ; son sentiment d'être entendu dans ses souhaits et les décisions à prendre. Tous ces éléments peuvent contribuer au sentiment de « lourdeur » liée à la maladie et aux traitements, notamment sur la durée. Il importe donc d'aider l'adolescent en fonction de ce qui aura pu être identifié en entretien comme étant particulièrement difficile pour lui, les éléments en jeu pouvant être multifactoriels.

Lorsque les adolescents évoquent explicitement leur difficulté à « tenir » face à la violence inhérente aux traitements, il est rare d'identifier, en entretien, des éléments en faveur d'un épisode dépressif majeur. L'orientation vers un psychiatre et/ou la prescription d'antidépresseurs n'apparaît alors pas adaptée. Souvent, les éléments dépressifs sont surtout liés à l'état d'épuisement – physique et psychique – dans lequel l'adolescent se sent, et qui l'empêche de poursuivre sa vie d'adolescent (sorties, rencontres avec ses amis, rythme des copains trop difficile à suivre en raison de l'épuisement physique, présence limitée au collège/lycée, dépendance à l'entourage et notamment aux parents pour certains éléments du quotidien), les éléments dépressifs majorant, en retour, le sentiment de fatigue. Par ailleurs, on repère généralement des éléments anxieux liés au fait que l'adolescent doit poursuivre des traitements alors qu'il a l'impression que « (son) corps ne tient plus ». Des angoisses de mort face à l'agressivité des traitements peuvent alors émerger.

Dans un tel contexte, des entretiens psychologiques offrent la possibilité à l'adolescent de rendre compte de l'expérience limite que peuvent représenter pour lui les traitements et leurs effets secondaires. Le rôle du psychologue est dans un second temps de réfléchir, en collaboration avec les équipes soignantes, à l'aménagement de conditions globales de prise en charge qui rende possible, pour l'adolescent, la poursuite de traitements vécus comme difficiles. En effet, le fait de simplement aider l'adolescent à améliorer sa capacité somatique à faire face aux traitements peut avoir des retombées psychologiques importantes. Ainsi, il peut être rassurant et apaisant pour l'adolescent de se voir proposer une aide « concrète » par ses oncologues, et notamment une réévaluation des médicaments l'aidant à supporter certains effets secondaires : par exemple, réajuster les antiémétiques, s'il ne tolère plus les nausées et les vomissements récurrents induits par les traitements, ou bien réévaluer les antalgiques pour mieux apaiser certaines douleurs qui, même si elles ne sont pas particulièrement fortes, peuvent être « usantes » sur la durée. De même, lui proposer de faire un point avec une diététicienne s'il se sent trop amaigri et faible peut être aidant. Enfin, lui montrer que l'équipe est soucieuse de limiter le plus possible le moment des hospitalisations au profit d'un temps plus grand passé chez lui ou à l'école lorsque c'est possible peut également être étayant. Envisager une « pause » dans les traitements, lorsque c'est envisageable médicalement, peut aussi constituer une solution, même si la plupart des adolescents se montrent ambivalents, ayant d'une part envie que le protocole se termine justement le plus rapidement possible, mais ayant également peur que, durant ce temps pris pour « souffler », la maladie progresse de nouveau. Dans tous les cas, cette proposition d'attention et d'étayage contenants par l'ensemble de l'équipe soignante, associée à celle des parents, dans une période vécue comme particulièrement difficile pour l'adolescent, représente une proposition thérapeutique à part entière qui a sa valeur par les retombées psychologiques qu'elle génère.

Enfin, et c'est un point particulièrement important, le psychologue doit aider et soutenir les équipes dans l'analyse des contre-attitudes (Bonnefoy, 2014) que peut susciter la confrontation quotidienne aux conséquences de la violence des traitements sur l'état somatique et psychologique des adolescents. Ce travail est difficile dans la mesure où il suppose de (re) sensibiliser les soignants à cette question de la « violence ordinaire », tout en respectant les mécanismes de défense qu'ils ont mis en place pour pouvoir continuer à soigner les adolescents dans ce contexte. Une trop grande prise de conscience de la violence qui infiltre le quotidien des soins (le leur comme celui de l'adolescent) pourrait en effet très vite engendrer un épuisement professionnel. L'un des points à travailler avec les soignants est donc cette (re) prise de conscience, *a minima*, de la violence latente à laquelle les adolescents sont confrontés quotidiennement. Que les équipes soignantes puissent la reconnaître et la nommer de façon empathique auprès de l'adolescent peut déjà représenter un point d'appui voire de soulagement pour lui. Cette part d'écoute, de reconnaissance et d'étayage ne doit pas être l'apanage du psychologue ni du psychiatre, mais être portée par l'équipe pluridisciplinaire dans son ensemble, et c'est l'une des missions du psychologue de les y aider. Se contenter d'adresser au « psy » peut représenter une deuxième forme de violence : ce réadressage ferme la relation bien plus qu'il ne l'ouvre, et l'adolescent peut l'entendre comme : « Va parler de cette violence à un autre professionnel qui saura t'écouter ». Alors que reconnaître et nommer l'expérience limite que l'adolescent vit parfois comme une épreuve désubjectivante voire déshumanisante, peut représenter une bonne façon de réintroduire de l'humain dans la relation de soins.

Conclusion

Le psychologue travaillant en oncologie pédiatrique se voit régulièrement adresser des adolescents décrits par les équipes soignantes comme « déprimés par la maladie » ou remettant en question la poursuite des traitements oncologiques. Cette orientation vers le psychologue pour évaluation des éléments dépressifs est légitime et nécessaire. Cependant, dans certains cas, c'est surtout la « violence inhérente aux traitements », bien réelle et ancrée dans la réalité des soins, qui est en jeu et qui explique la détresse de ces adolescents. Nous avons montré combien il peut être difficile, pour les soignants, de regarder et de reconnaître l'expérience limite que représente la confrontation à la violence quotidienne des traitements. Parmi les éléments qui peuvent expliquer certaines contre-attitudes des soignants pour composer avec ces situations, la psychologisation d'une réponse peut avoir pour fonction de réintroduire une part humaine là où la violence des traitements confronte aux limites de l'humain.

Adultes et enfants atteints de cancer sont également confrontés à cette violence inhérente aux traitements, mais les enfants expriment souvent leur vécu de façon plus expressive et bruyante (pleurs, cris, opposition physique…). Les équipes peuvent alors rattacher ces manifestations à un « trouble du comportement », à une « conduite oppositionnelle » ou à « un problème éducatif ou de limites », sans nécessairement les envisager comme une forme d'insoumission (psychiquement saine) à cette violence. Dans ce contexte, nous pouvons interroger les traces que l'expérience limite liée à la violence des traitements (et pas uniquement à la « violence de la maladie ») peut laisser sur le long terme, et des études auprès d'adultes ayant été traités pour un cancer durant l'enfance ou à l'adolescence pourraient être éclairantes.

La question de « l'humain » infiltre donc de manière latente les services d'oncologie. La fréquente surenchère dans les propositions d'offres de soins, de type « bien-être », complémentaires aux traitements médicaux, peut ainsi être comprise non pas uniquement comme une réponse institutionnelle maniaque (de lutte antidépressive face aux problématiques de perte et de mort constamment présentes dans ces services), mais comme une façon de réintroduire de l'humain là où l'épreuve du cancer et des traitements peut être vécue comme désubjectivante voire déshumanisante. Aux frontières de l'humain, l'une des voies est de surenchérir sur l'humain.

Bibliographie

ARMSTRONG, G. ; YASUIS, Y. ; CHEN, Y. ; LEISENRING, GIBSON T. M. ; ERTENS, A. 2015. « Reduction in late mortality among 5-year survivors of childhood cancer: A report from the Childhood Cancer Survivor Study », http://www.ascopost.com/News/28608

BONNEFOY, C. 2014 ; La violence dans le soin auprès d'enfants atteints de maladie chronique grave, dans CICCONE, A. (sous la direction de). 2014. *La violence dans le soin*, Paris, Dunod, p. 233-246.

CHARLES, C., DAUCHY, S., BUNGENER, C. 2013. Choix thérapeutiques : s'appuyer davantage sur les représentations individuelles des traitements, *Bulletin du Cancer*, 100, 10, p. 999-1005.

DAUCHY, S. et al. 2018. Le refus de soins chez un patient adulte atteint de cancer : recommandations de prise en charge de l'AFSOS et de la SFPO, *Bulletin du Cancer*, 105, 3, p. 234-244.

FEDIDA, P. 2007. *Humain/Déshumain*, Paris, PUF.

KORFF-SAUSSE, S. 2004, « Corps extrêmes/1 », Champ Psychosomatique, n° 34.

KORFF-SAUSSE, S. 2007. « A l'extrême limite de la vie psychique : l'animalité », Champ Psychosomatique, 45, 1, p. 85-95.

KORFF-SAUSSE, S. 2011. « Les identifications déshumanisantes : l'animalité dans la vie psychique et la création artistique », *Revue Française de Psychanalyse*, 75, 1, p. 87-102.

LEBEER, G. 1997. « La violence thérapeutique », *Sciences sociales et santé*, 15, 2, p. 69-98.

LEPOUTRE, T. 2014. « Un sadisme nécessaire chez le soignant ? », in Davous, D., Le Grand-Sébille C., Seigneur S. 2014, *L'éthique à l'épreuve des violences du soin,* Paris, Eres, p. 196-209.

MARIONI, G. 2009 a. Être atteint d'un cancer à l'adolescence : aspects psychologiques, dans DAUCHY, S., RAZAVI, D. (sous la direction de), 2009. *L'adolescent atteint de cancer et les siens : quelle détresse, quelles difficultés, quels souhaits d'aide ?* Paris, Springer, p. 37-52.

MARIONI, G. 2009b. « Effets secondaires des traitements et effacement du corps sexué chez les adolescents atteints de cancer », *Revue de Neuropsychiatrie de l'Enfance et de l'Adolescence*, 57, p. 113-117.

NAU, J.Y. 2016. Cancer : faut-il vraiment en finir avec la métaphore guerrière ? *Revue Médicale Suisse,* 14/09/16, p. 1540-1541.

POUCHELLE, M-Ch. 2003. L'hôpital, corps et âme. *Essais d'anthropologie hospitalière,* Paris, Seli Arslan.

POUCHELLE, M-Ch. 2008. L'hôpital ou le théâtre des opérations. *Essais d'anthropologie hospitalière* 2, Paris, Seli Arslan.

SEIGNEUR, E., LEMAITRE, L. 2016. Adolescents et Jeunes Adultes (AJA) en oncologie : enjeux de la survenue du cancer à cet âge et spécificités du soutien psychologique, *Bulletin du Cancer*, 18, 11-12, p. 608-612.

VEGA, A. 2000. *Une ethnologue à l'hôpital, l'ambiguïté du quotidien infirmie*r, Paris, Archives contemporaines

La maladie rénale chronique : une maladie en plusieurs actes : exemple d'un projet coopératif d'une consultation d'annonce infirmière en néphrologie en Île-de-France

Farida Amiour[1]

> *Qu'est-ce qu'une maladie de longue durée « Toute maladie de longue durée* [...] *qui occasionne une invalidité d'un degré variable* [...]*, qui exige des formes particulières de rééducation, qui oblige le patient à observer certaines prescriptions et souvent à apprendre un nouveau style de vie* [...]*, qui nécessite des périodes régulières de contrôle, d'observation et de traitements soit à domicile, soit en milieu hospitalier. » (Cavazzuti, 1977)*

La prise en charge des patients souffrant de maladie chronique requiert une approche pluridisciplinaire et une attention portée sur le vécu psychique. Parfois, il y a une maladie dans la maladie, comme certaines pathologies telles que le lupus, le diabète, pouvant entraîner des complications, notamment l'insuffisance rénale, qui est une maladie chronique à part entière. Outre le cumul, le patient doit faire face à de nouvelles contraintes, gérer plusieurs maladies chroniques et en supporter les impacts dans toutes les sphères de sa vie. Il revient à l'équipe pluridisciplinaire de mettre en place, d'inventer des prises en charge permettant au patient de vivre le moins douloureusement ses maladies chroniques. C'est un défi pour les équipes à l'heure où la maladie chronique touche près de 20 % de la population et est l'une des causes principales de dé-

[1] Psychologue clinicienne et coordinatrice de projet à Réseau Néphrologie Ile de France (RENIF)

cès et de handicap ainsi qu'un enjeu majeur de santé publique, car l'évolution vers des complications ou handicaps détériore la qualité de vie (S. Gentile and all, 2003). Le Plan national pour l'amélioration de la qualité de vie des personnes atteintes de maladies chroniques 2007-2011 a permis d'initier des programmes de prise en charge des maladies chroniques, notamment la mise en place de groupes d'éducation thérapeutique pour travailler l'autonomie par l'acquisition de compétences d'autosoin (Granjean, 2010).

C'est dans cette dynamique que la Haute Autorité de Santé (HAS), a émis des recommandations pour le développement de consultations d'annonce, d'abord en oncologie, pour ensuite l'étendre à d'autres spécialités comme la néphrologie pour permettre d'informer le patient sur les différentes possibilités de traitement de suppléance et aboutir à une prise de décision partagée (Stacey et al., 2017 ; Durand et al., 2016). L'Agence Régionale de Santé d'Île-de-France a lancé en 2015 un appel à projets : « *Mise en place d'un dispositif d'annonce en néphrologie* ». Plusieurs centres de néphrologie et de dialyse se sont associés au Réseau Néphrologie Île-de-France (Rénif) pour répondre à cet appel, coordonné par une psychologue et deux néphrologues. Les traitements de suppléance sont évoqués tout au long du suivi de l'insuffisance rénale par le néphrologue et c'est à partir du quatrième stade sur cinq (HAS, 2015), qu'une consultation d'annonce est organisée pour présenter au patient les différentes modalités en fonction de sa situation (transplantation rénale, dialyse, traitements conservateurs). Elle se fait en deux temps, d'abord avec le néphrologue et ensuite avec l'infirmier.

La maladie rénale est une maladie grave et chronique qui engage le pronostic vital du patient, pour laquelle il n'existe aucun traitement curatif et se décline en cinq stades (HAS, 2012). Sa prise en charge repose d'abord sur des mesures de néphroprotection telles, le respect de règles hygiénodiététiques, l'équilibre de la tension et du diabète (Boffa, 2017), afin de préserver la fonction rénale restante pour retarder au maximum la mise en route d'un traitement de suppléance, au stade terminal. Ceux-ci, tels que la dialyse ou la transplantation rénale permettent de prolonger la survie du patient. En 2016 en Île-de-France, la modalité la plus représentée au début des traitements (87,7 %) était l'hémodialyse en centre (à l'hôpital) et 20 % des patients étaient inscrits sur liste de greffe au commencement des traitements (Registre REIN, 2016).

Le patient insuffisant rénal est souvent atteint d'une maladie initiale, à l'origine de son insuffisance rénale comme le diabète (26,1 %), l'hypertension (28,8 %), des glomérulopathies dans 29 % des cas avec diverses causes notamment des pathologies auto-immunes comme le lupus, puis viennent les glomérulopathies primitives, dont certaines sont héréditaires 12 % (Kolko, 2014). Il a déjà été confronté à l'annonce d'une maladie et en a déjà vécu les effets psychiques. Il vit une seconde annonce ; celle de la nécessité d'un traitement de suppléance par laquelle il se retrouve confronté à de nouvelles contraintes venant s'ajouter à celles inhérentes à la maladie initiale. La maladie rénale reste silencieuse et invisible durant de longues années, lors des premiers stades. Pour rappel, la perte de la fonction rénale est inéluctable une fois la maladie déclarée, dont la progression varie selon l'origine de l'insuffisance rénale et les pathologies associées (Boffa, 2017) ; il est donc difficile d'être prédictif, ce qui est parfois source d'angoisse pour le patient quant à son avenir. Certains prennent conscience de leur insuffisance rénale lorsqu'ils en atteignent le dernier stade et que la nécessité de recourir aux traitements de suppléance devient inéducable.

Ce temps, marqué par une consultation d'annonce d'un traitement de suppléance fait tout basculer, car l'imminence d'une mise sous dialyse, d'une transplantation rénale crée une incertitude et une menace au regard du futur : « rupture biographique, trajectoire de vie» (Desseix, 2011). L'annonce se fait d'abord par le néphrologue et l'infirmier intervient dans un second temps pour reprendre les éléments abordés en consultation et présenter au patient les différentes méthodes de suppléance, compatibles avec sa situation médicale (certains d'entre eux ne sont pas éligibles à toutes les possibilités de suppléance en raison de leur état de santé).

À l'annonce de l'insuffisance rénale terminale, certains patients, porteurs d'une maladie initiale savent qu'elle peut en être l'une des complications, notamment dans le diabète, l'hypertension ou certaines maladies auto-immunes (Kolko, 2014). La maladie rénale acte une perte supplémentaire d'une compétence fonctionnelle d'un organe, ici il s'agit des reins qui peu à peu cessent de fonctionner. Cette situation entraîne de multiples pertes réelles et symboliques ouvrant un éventail de deuils douloureux pour le patient (Cupa, 2002). Ce sont des deuils multiples, car, comme évoqué précédemment, l'insuffisance rénale ne se guérit pas et tout acte médical va le rappeler au patient ; il n'a pas de répit et remet « en jeu » son sort à chaque consultation, à chaque dosage de ce fameux « DFG », débit de filtration glomérulaire, indicateur de la fonction rénale (HAS, 2O14). La survenue du stade terminal de la maladie rénale, même si elle est attendue, va profondément toucher la vie de famille, affective, socioprofessionnelle du patient. La crainte de perdre son rôle social, familial constitue une atteinte narcissique forte puisque le patient vit un changement « d'identité » en devenant malade », il se vit comme n'étant plus estimable, voire il peut se sentir exclu. Tout cela démontre la difficulté pour lui de changer de statut dans son état de santé, notamment celle d'investir ce corps malade, siège de soins, d'actes invasifs (Senon, 2003). Quelle que soit les modalités de l'annonce, apprendre au patient qu'il est atteint d'une maladie grave ou que cette dernière atteint son stade terminal est le plus souvent ressenti par ce celui-ci de façon violente, traumatisante. En effet, cette annonce est une information qui change radicalement et définitivement, la perception que le patient a de son devenir (Buckman, 2001). Ce temps représente une menace existentielle, doublée d'un sentiment de vulnérabilité où le patient réalise brusquement qu'il peut mourir. La perspective d'une dialyse ou celle d'une transplantation rénale menacent l'intégrité physique et rendent cette maladie rénale perceptible, visible (Cupa 2002). Le patient appréhende la douleur, les actes médicaux parfois vécus comme « mutilants » et la question de la perte d'autonomie se posent également, ainsi qu'une qualité de vie altérée (D. Beauger. Gentile, and all, 2015). Cette annonce bouleverse psychiquement le patient dans la représentation de soi et du sentiment de toute-puissance, ce qui entraîne chez lui des aménagements défensifs pour y faire face (Senon, 2003). La question d'investir un nouveau corps malade qui n'est plus celui d'avant, celui d'avant le stade terminal de l'insuffisance rénale, se pose au niveau de l'image inconsciente du corps, *« incarnation symbolique inconsciente du sujet désirant »* (Dolto, 1984). Tout cela constitue un cahier des charges lourd, car le patient doit s'adapter à sa nouvelle situation (traitement de suppléance), tout ce travail psychique long et difficile se fait lentement, à son insu, impacte sa prise en charge, sa capacité à intégrer ce qui lui arrive et à en comprendre les enjeux.

Ce sont tous ces sujets qui se mettent en scène en consultation d'annonce auxquelles les équipes se confrontent. Cette annonce a de réelles conséquences sur la façon dont le patient va appréhender la maladie et les soins à venir et aussi son devenir, notamment dans sa capacité à se projeter. Les infirmiers impliqués dans ce projet coopératif ont un double défi à relever : gérer les réactions émotionnelles du patient et l'informer afin de l'aider dans son choix. L'annonce du traitement de suppléance est un moment névralgique et de basculement dans la vie du patient, puisque sa prise en charge s'alourdit médicalement.

Le patient insuffisant rénal est généralement suivi par son néphrologue et l'équipe de soin depuis des années, ce qui rend l'annonce de la nécessité d'un traitement de suppléance délicate, tant les liens affectifs sont forts dans la relation soignant-soigné (Cupa, 2002). Annoncer un diagnostic, voire un pronostic vital mauvais conduit à traiter la question de la mort. Le néphrologue comme les infirmiers ont chacun leur propre histoire de vie (expériences, croyances, représentations...) ils ont forcément des mécanismes de défense qui vont interférer dans la relation au patient durant la consultation d'annonce (Ruszniewski, 1999). De plus la relation soignant-soigné de longue date, peut renforcer ces mécanismes de défense compte tenu de l'implication affective des équipes envers leur patient.

Rapidement le besoin de structurer ce temps infirmier d'annonce a été identifié par la coordination de RENIF et largement exprimé par les équipes ; ceci permet de canaliser les affects. Après un référencement des pratiques existantes (programmes d'éducation thérapeutique, consultations pré dialyse et autres projets dans les centres), des rencontres régulières avec les équipes ont permis la création d'outils pédagogiques communs et de proposer des ateliers et des formations aux infirmiers à partir des besoins relevés. Les retours d'expérience ont permis de repérer deux types de besoins concernant la pratique de cesentretiens ; le premier est un manque de connaissances sur les différents traitements de suppléance existants. Des sessions de formation ont été assurées par des néphrologues pour chaque méthode de suppléance, y compris le traitement conservateur. Le second est d'apprendre à faire face aux émotions du patient dans les situations complexes en entretien. Pour aider les infirmiers à mener leur consultation d'annonce, il a été proposé des ateliers de mise en situation d'entretien à l'appui de saynètes, animés par deux psychologues, dont la coordinatrice du projet. L'annonce est un moment de fortes tensions chez le patient qui peut soit bloquer les émotions (absence de réaction qui peut déstabiliser l'infirmier) ou à l'inverse les libérer avec des réactions d'agressivité, de colère, d'effondrement, d'abattement. Ce sont ces différentes situations qui ont été travaillées avec les infirmiers lors des mises en situation (F. Amiour et C. Vioulac, 2018). Il est important de rappeler que ces réactions, parfois violentes, sont défensives et non dirigées intentionnellement contre le professionnel (Ruszniewski, 1999).

Concernant la structure de la consultation, un guide d'entretien élaboré permet à l'infirmier de rythmer celle-ci par des temps distincts (Bucman, 2001), tels les préliminaires et la préparation de l'entretien (installation du bureau et des outils, accueil du patient, présentations réciproques), de sonder ce que le patient sait sur sa maladie rénale, sa situation actuelle, et ce qu'il a retenu de l'échange avec son néphrologue. Ensuite, selon l'état émotionnel du patient, l'infirmier appréhende ce que ce dernier peut entendre, peut apprendre ; c'est à partir de là que la transmission d'informations se fait à l'aide d'outils pédagogiques (Photolangage, schémas, objets de démonstration tels que des fistulines[2], en s'inspirant de la méthode d'éducation thérapeutique. L'entretien se termine par un récapitulatif de ce qui a été dit et par des propositions de prise en charge, puisque l'objectif est une aide à décision partagée quant à la méthode de suppléance. Il est fondamental de s'enquérir en fin d'entretien ce que le patient a retenu, compris et s'il reste des questions. Pour ne pas que le patient se sente abandonné après une telle annonce, il est précieux de lui remettre une brochure avec les informations principales, notamment des éléments clés de sa maladie et de la prise en charge envisagée ainsi que les coordonnées du service.

Ainsi, le temps psychique du patient n'est pas le même que le temps médical ; le patient a besoin d'élaborer ce qui lui ar-

[2] Instruments de piquage de la fistule artério-veineuse.

rive, cet inconcevable ; ce qui parfois entre en collision avec l'impératif médical dicté par l'état de santé du patient. L'intérêt de cette consultation d'annonce est de la faire en amont (stade 4, HAS, 2014) pour donner un temps d'assimilation psychique au patient avant d'entreprendre le traitement de suppléance. Il est parfois nécessaire de proposer au patient une seconde consultation infirmière pour reprendre ce qui n'a pas été compris dans un contexte émotionnel plus apaisé.

Pour finir, il est important d'avoir en tête qu'annoncer un diagnostic de maladie grave est un vrai séisme pour le patient et sa vie tout entière (Bukman, 2001). Ces réactions, immédiates ou différées, varient d'un patient à l'autre, obligeant les équipes à une adaptation constante tout en ayant une trame d'entretien, un déroulé pour y faire face et respecter l'objectif de cette consultation d'annonce. Ce projet permet de placer le patient au cœur de sa prise en charge (à tous les stades de la maladie), de prendre en compte les effets psychiques de l'annonce et de l'accompagner au plus près de ses besoins. La dizaine de centres impliqués dans le projet ont des pratiques de consultation d'annonce harmonisées afin de proposer une prise en charge équitable aux patients d'Île-de-France. L'un des intérêts d'un tel projet est le travail pluridisciplinaire, d'abord entre le néphrologue et l'infirmier puis avec les autres professionnels, puisque durant la consultation d'annonce, l'infirmier repère les difficultés et besoins du patient pour l'orienter vers les intervenants utiles (psychologue, diététicien, travailleur social…).

La coordination par un réseau de santé (RENIF), permet un accompagnement impartial, dégagé des enjeux institutionnels rencontrés par les centres. De plus la psychologue en charge de cette coordination offre un complément d'accompagnement et une aide aux équipes dans l'appréhension de cette relation singulière avec le patient, permettant de repérer les difficultés et souffrances des soignants (Amiour et Vioulac, 2018) pour les soutenir dans la réalisation des consultations d'annonce.

Pour former les patients, il faut former les soignants sur les savoirs fondamentaux (traitements de suppléance et traitement conservateur), sur les savoir-être notamment dans la conduite d'entretien, la posture, l'écoute et la perception de ses propres difficultés. Ce projet apporte un bénéfice réel et exprimé dans la gratification des infirmières par les formations et l'acquisition de nouvelles compétences (Amiour et Vioulac, 2018).

Bibliographie

AMIOUR F., VIOULAC C. « La consultation d'annonce en néphrologie : vers une amélioration de la prise de décision partagée », Xe Congrès francophone de psychologie de la santé. *Pratiques et interventions en psychologie de la santé, 2018.*

AMIOUR F., VIOULAC C. « La consultation d'annonce en néphrologie : Accompagnement et formation des infirmières dans la mise en place d'une consultation d'annonce », *59e Congrès de la Société Française de Psychologie, Psychologie, Santé & Société De la théorie aux applications, 2018.*

BEAUGER, D., GENTILE, S., JACQUELINET, C., DUSSOL, B. BRIANÇON, S. : Comparaison de deux enquêtes nationales sur la qualité de vie des patients atteints d'insuffisance rénale chronique terminale entre 2005– 2007 et 2011 : des indicateurs sensiblement en baisse » *in Néphrologie & Thérapeutique*, 11(2), pp88-96, Elsevier. 2015

BOINI S., BLOCH J., BRIANÇON S. « Surveillance de la qualité de vie des sujets atteints d'insuffisance rénale chronique terminale : Rapport qualité de vie – REIN Volet dialyse 2005 » *in Néphrologie & Thérapeutique*, pp177-237, Elsevier, 2009

BUKMAN R. « S'asseoir pour parler. L'art de communiquer de mauvaises nouvelles aux malades ». *Guide du professionnel de santé.* Paris Edition Masson, Paris, 2001.

CUPA D. *« Psychologie en néphrologie ».* EDK, Groupe EDP Sciences, 2002

DESSEIX, A. « L'hémodialyse, cette maladie ; Approche anthropologique d'un amalgame », *Sciences sociales et santé,* vol. vol. 29, no. 3, pp. 41-73, 2011

DOLTO F. *« L'image inconsciente du corps* », Paris : Ed du Seuil. 1984.

GENTILE S., DELAROZIERE J-C., FERNANDEZ C., TARDIEU S., DEVICTOR B., DUSSOL B., DAURES J-P., BERLAND Y. et SAMBUC R. « Qualité de vie et insuffisance rénale chronique terminale : le point sur les différents questionnaires existants » in Néphrologie Vol. 24 n° 6, pp. 291-299, 2003GRANDJEAN H. « *La prise en charge des maladies chroniques* » in ADSP n° 72, p2, 2010

HERMES E., SIFER L. « Le processus identitaire des patients en hémodialyse : l'impact de la technique sur la trajectoire de vie », in *Recherche en soins infirmiers*, vol. 81, no. 2, pp. 56-77, 2005

RUSZNIEWSKI M. « Face à la maladie grave, parents, famille, soignants ». Paris : Ed. Dunod. 1999.

Webographie

BOFFA J-J. « Un espoir pour les patients insuffisants rénaux chroniques : le déclin de la fonction rénale n'est pas inéluctable », in Les investigateurs de la Cohorte Néphrotest, 2014 : https://www.renif.fr

DA L., GYH L. « Le traitement de l'hypertension artérielle chez les personnes souffrant d'une maladie artérielle périphérique », 2013 : https://www.cochrane.org/fr/CD003075/

KOLKO A. ; Registre REIN 2015 en Ile-de-France, « Que nous enseignent les principales données épidémiologiques » ?, AURA Paris Plaisance ; 2017 : https://www.renif.fr/

SENON JL. « La maladie somatique et ses représentations », 2003 : http://www.senononline.com/Documentation/telechargement/2cycle/module1/maladie%20somatique.pdf

Rapport REIN 2016 : https://www.agencebiomedecine.fr/IMG/pdf/rapportrein2016.compressed.pdf.

HAS, Prévention et dépistage du diabète de type 2 et des maladies liées au diabète, Octobre 2014 : https://solidarites-sante.gouv.fr/IMG/pdf/referenciel_pratiques_diabete.pdf

Diagnostic de l'insuffisance rénale chronique, HAS, 2012 : https://www.has-sante.fr/portail/upload/docs/application/pdf/2012-pdf

Surveillance de la qualité de vie des sujets atteints d'insuffisance rénale chronique terminale : https://www.agence-biomedecine.fr/IMG/pdf/rapp-qualite-dyalise-2005.pdf

Recommandations nationales pour la mise en œuvre du dispositif d'annonce du cancer dans les établissements de santé. INCa-Ligue Contre le Cancer. Novembre 2005.

HAS : Dispositif d'annonce d'insuffisance rénale avancée et de décision partagée sur le mode de suppléance : https://www.has-sante.fr/portail/upload/docs/application/pdf/2015-10/dispositif_annonce_suppleance.web

LA DOULEUR DANS TOUS SES ÉTATS

Quand la douleur persécute : emprise du corps et corps sous emprise. L'expérience de l'unité de double prise en charge médecine physique et réadaptation – pédopsychiatrie[1]

Dr Nicolas Girardon (a), Dr Amélie Bremare (b), Mélanie Margot (c), Maurice Tognoli (d)

Introduction

Notre réflexion porte sur des adolescents hospitalisés dans une unité dite de double prise en charge Rééducation fonctionnelle et Psychiatrie (MPR-Psy) atteints d'un trouble à expression somatique avec douleur prédominante. Ces adolescents sont adressés principalement par des consultations pédiatriques spécialisées « douleur » et présentent un tableau douloureux chronique envahissant avec un retentissement majeur sur leur qualité de vie et l'organisation familiale. La fréquence de ces indications augmente depuis quelques années. Nous avons ainsi pu accueillir durant les cinq dernières années une cinquantaine d'adolescents ou préadolescents mineurs douloureux chroniques pour une durée moyenne de séjour d'environ huit mois. Ils sont hospitalisés à temps complet et bénéficient du dispositif de type soins-études proposé pour l'ensemble des cliniques de la FSEF. Le travail interdisciplinaire en institution est un des moyens thérapeutiques offrant à ces jeunes et leur famille la possibilité d'évoluer favorablement

[1] Service du Dr Gabriela Erbenova, CMPA de Neufmoutiers en Brie (77), Fondation Santé des Etudiants de France (a) Pédopsychiatre (b) Médecin MPR (c) Psychologue clinicienne (d) Masseur kinésithérapeute

même si l'on peut repérer dans certaines situations des facteurs limitant l'impact thérapeutique attendu comme le montrera l'observation clinique qui va suivre. Après avoir décrit la sémiologie habituellement rencontrée chez ces patients, nous tenterons de circonscrire les problématiques psychopathologiques sous-jacentes et de montrer en quoi la thérapie institutionnelle proposée ici peut devenir un vrai levier thérapeutique quand l'accompagnement ambulatoire reste insuffisant.

Observation clinique

Marion, alors âgée de quinze ans, nous est adressée pour une prise en charge à temps complet au décours de six mois de suivi par un grand hôpital parisien en unité douleur. Elle va effectuer deux séjours dans notre unité de MPR-Pédopsychiatrie (16,5 mois) avant d'être transférée en hôpital de jour psychiatrique Soins-Études dans une autre clinique de la FSEF.

Lorsque nous rencontrons cette jeune fille pour la première fois, les parents annoncent une série de diagnostics posés antérieurement à savoir :

Un syndrome d'Ehlers-Danlos hyper mobile de type 3 diagnostiqué huit mois auparavant, devant des entorses multiples des poignets, des chevilles, des genoux depuis plusieurs années et même des fractures de fatigue sur ostéoporose diagnostiquée par une ostéodensitométrie, mais dont les résultats ne sont pas interprétables puisqu'il n'y avait pas de normes définies pour son âge. Ces entorses et fractures sont mises en évidence par des douleurs intenses et une impotence fonctionnelle suite à un traumatisme bénin et à chaque fois sans anomalie franche à l'examen physique, et elles limitent régulièrement l'accès à la scolarité, ce qui a nécessité la mise en place d'un PAI (Projet d'Accueil Individualisé) ; elles entravent aussi ses activités de loisirs comme la danse contemporaine, des sorties avec la famille et les amis. Cette pathologie fait l'objet d'une exonération de ticket modérateur et un dossier MDPH[2] a été rédigé. Par ailleurs, le poignet droit et le genou gauche ont été le siège « d'algoneurodystrophie » d'où les douleurs et l'impotence fonctionnelle prolongée qui en découle.

[2] Maison Départementale des Personnes Handicapées

Marion et sa famille ont fait des recherches sur Internet sur ces pathologies :

Pour l'algoneurodystrophie, il n'y a pas vraiment de traitement, et la maladie d'Ehlers-Danlos est « incurable », elle aura des « douleurs chroniques à vie » et elle va devoir apprendre « à vivre avec » et « faire de la kiné » en permanence avec toutes les contraintes logistiques que cela implique pour elle et sa famille.

À noter que Marion et ses parents nous décrivent l'ensemble de ces antécédents et de l'histoire avec précision et un certain détachement voire un certain contentement. Madame est dysphorique et présente en apparence une certaine complaisance voire jouissance à présenter tous les malheurs de sa fille.

Autre antécédent rapporté par les parents : une subluxation gléno-humérale droite avec des névralgies du membre supérieur récidivantes, qui l'empêche régulièrement d'écrire, mais ceci est expliqué par le syndrome d'Ehlers-Danlos et donc « il faut vivre avec », nous explique-t-elle.

Elle présente aussi des céphalées, des dysménorrhées sur kystes fonctionnels des ovaires, des difficultés de cicatrisation, une dyslexie, une phobie scolaire suite au harcèlement par les pairs au collège et au lycée, un syndrome dépressif traité par antidépresseur avec suivi par un pédopsychiatre.

Il existe par ailleurs des antécédents très lourds du côté maternel puisque Madame est elle-même grande consommatrice de soins, son planning quotidien est rythmé par les séances de kinésithérapie de Marion et les divers rendez-vous médicaux, et elle se réjouit de nous expliquer tout cela. Migraineuse, elle fait des entorses à répétition, et n'a pu continuer son travail d'assistante de direction en raison de bronchites asthmatiformes multiples liées à la climatisation, semble-t-il. Elle est en difficulté face au deuil de son frère, qui faisait quasiment partie intégrante de cette famille. Elle se montre parfois dysarthrique[3] en lien avec une consommation de psychotropes importante.

Le frère jumeau de Marion quant à lui a plusieurs étiquettes diagnostiques psychiatriques : phobie scolaire, troubles

[3] La dysarthrie est une maladie caractérisée par une faiblesse ou une perte de contrôle des muscles respiratoires, du palais, du pharynx et de la langue. Le discours devient lent ou peut être difficile à comprendre.

obsessionnels compulsifs et trouble anxieux généralisé, il est suivi par un pédopsychiatre.

Il faut savoir qu'à l'admission, la mère songe elle-même à être « suivie par un « psy », car les pédopsychiatres de ses enfants le lui auraient conseillé. Et puis son époux est lui aussi en cours de traitement pour une dépression.

On comprend d'emblée que la prise en charge doit être globale et pluridisciplinaire : de Marion individuellement, mais aussi de l'ensemble de la famille, et que la maladie, les symptômes, les soins physiques et psychiques font partie intégrante du quotidien de la famille avec une organisation du foyer centrée sur ces priorités.

De plus, les multiples étiquettes diagnostiques stigmatisent Marion et entravent sa vie d'adolescente sur tous les plans : physique, psychique, scolaire, social, familial.

Son traitement d'entrée est plutôt « léger » par rapport à ce que l'on peut parfois observer : un antidépresseur et du paracétamol, « de toute façon le reste ça ne fait rien ». Elle reçoit également trois séances de kinésithérapie par semaine, deux séances avec le pédopsychiatre, est autonome pour l'utilisation d'un appareil de neurostimulation électrique transcutanée[4], et de l'hypnothérapie une fois par mois, au total un emploi du temps bien rempli en complément de sa scolarité à temps partiel !

Les trois volets de son « contrat de soins » énoncés à l'admission sont les soins physiques, psychiques et la scolarité.

Son séjour est marqué par de multiples plaintes douloureuses nécessitant d'être l'examinée par le médecin MPR très régulièrement pour vérifier l'absence de cause organique grave ou urgente afin de confirmer le caractère psychogène.

D'emblée, Marion bénéficie de permissions thérapeutiques un week-end sur deux au domicile afin de conserver le lien malgré la séparation de la famille la semaine. Et très rapidement ces permissions sont le théâtre de consultations chez le médecin généraliste qui nous somme même de réaliser une radiographie devant des douleurs du poignet droit, de consultations chez le podologue pour les douleurs de genou gauche, chez le gynécologue pour les dysménorrhées, chez le dermatologue pour

---

[4] TENS : Transcutaneous Electrical Nerve Stimulation, soit neurostimulation électrique transcutanée

l'acné, chez l'ophtalmologue et l'orthoptiste pour les céphalées, chez le gastro-entérologue pour une diarrhée motrice, etc. L'ordonnance de médicaments de Marion s'allonge de même que l'appareillage : orthèse de poignet, orthèse de genou... voire même une demande de fauteuil roulant ce qui n'était pas adapté et donc non accepté par mes soins après négociation et discussion avec les parents et l'adolescente.

Il s'impose que nous réagissions devant cette multitude de consultations tant le risque iatrogène devient majeur. Nous joignons directement et très régulièrement les parents et notamment la mère pour demander des explications et leur rappeler les risques du nomadisme médical.

Des entretiens familiaux seront organisés de manière conjointe avec médecin MPR et pédopsychiatre, au moins une fois par mois, afin de faire passer ce message clé : « cessez de stigmatiser votre fille avec toutes ces étiquettes médicales », « elle peut avoir confiance en son corps et vous aussi », « elle n'a pas de handicap physique explicable médicalement ». Ce cadre et ce temps passé ont permis de décroître profondément la consommation de consultations et de soins techniques, avec tout de même un rebond durant les vacances thérapeutiques d'un mois cet été où une consultation chez un neurologue en région PACA[5] s'est imposée suite à quelques fourmillements dans la main droite après une chute de transat. Marion, qui venait de passer deux semaines sans événement particulier avec sa grand-mère, venait d'être rejointe par ses parents et son frère. Sa mère et son frère étant très médicalisés sur le plan psychiatrique à ce moment-là, on peut se demander quel message Marion essayait de faire passer avec ses symptômes ? De manière au moins en partie inconsciente ? Comme si elle était sous l'emprise de ce mode de communication avec sa famille.

Autre point important, les symptômes de Marion sont clairement rythmés par la scolarité : majoration des douleurs le dimanche soir et le lundi matin, ou juste avant des évaluations et une nette amélioration durant les vacances scolaires. Cette élève en partie déscolarisée à l'admission a pu réintégrer le système scolaire grâce à des adaptations franches : emploi du temps allégé, groupe à pédagogie spécifique avec de très petits effectifs et sans évaluation.

---

[5] PACA : Provence Alpes Côte d'Azur.

Tant que Marion sera hospitalisée en MPR-Psy on constatera une évolution favorable aussi bien au niveau physique que psychologique et relationnel avec ses pairs ainsi qu'une reprise progressive de la scolarité et une limitation des séjours au domicile. Dès qu'elle revient vivre dans son milieu familial, on observe une réapparition des douleurs chroniques et des consultations médicales itératives. L'évolution à trois ans malgré le passage en hôpital de jour psychiatrique de type Soins-Études reste mitigée sur le plan physique, car l'adolescente reste douloureuse et toujours aussi dépendante des consultations médicales réclamées par les parents quand elle reste plus longtemps à la maison ; néanmoins elle peut poursuivre sa scolarité dans de bonnes conditions grâce au dispositif Soins-Etudes et la qualité des relations avec ses pairs va s'améliorer considérablement.

Synthèse sémiologique

Dans le cas de Marion comme dans celui des dizaines d'autres patients préadolescents et adolescents pris en charge dans notre unité depuis une douzaine d'années (environ une centaine au total), il s'agit d'un syndrome douloureux touchant le système musculosquelettique, fluctuant dans la journée, mais persistant parfois sur l'ensemble du nycthémère et dépendant de facteurs psychologiques et relationnels.

Il touche une ou plusieurs articulations, un membre, une partie du rachis dorso-lombaire ou les ceintures. Une ou plusieurs fonctions motrices risquent alors d'être sérieusement compromises : écrire, courir, marcher, rester debout, s'habiller, se laver, s'alimenter seul, serrer la main. Ce tableau entraîne une impotence fonctionnelle plus ou moins complète par sous-utilisation ou exclusion de la partie du corps concernée, le plus souvent un ou plusieurs membres.

L'impotence fonctionnelle, qu'elle soit localisée ou globale, entraîne une situation de dépendance physique nécessitant en fonction des situations de multiples adaptations de type appareillages techniques (béquilles, attelles, fauteuil roulant...), installation de baby phone voire de chaises percées si l'adolescent ne peut plus sortir de sa chambre, mise à disposition d'un chien d'assistance, mise en place d'une auxiliaire de vie scolaire et d'un plan d'accompagnement individuel à l'école et parfois demande de changement d'établissement en raison de l'absence d'ascenseur pour accéder aux classes. La douleur reste bien localisée, mais peut se généraliser à d'autres parties du corps alors que la localisation d'origine persiste et sera souvent la dernière à disparaître.

La réduction des activités physiques est liée à la kinésiophobie c'est-à-dire l'évitement d'activités considérées comme susceptibles de provoquer ou d'augmenter ses douleurs, aggravée d'une véritable peur de la douleur ou cinésiophobie. L'évitement lié à la peur évolue dans un contexte d'hypervigilance et de focalisation de l'attention sur certaines sensations corporelles s'inscrivant dans des scénarios catastrophes. Ce processus peut maintenir et augmenter le déconditionnement et la détresse pour aboutir à un véritable cercle vicieux favorisant le comportement d'invalide dont les complications somatiques sont multiples : désadaptation à l'effort, amyotrophie, rétractions tendineuses, troubles urinaires, troubles du transit, escarres, blessure par chute, troubles de l'alimentation, troubles du sommeil…

Il est classiquement rythmé par la scolarité, exacerbé le matin avant de se rendre à l'école et donc beaucoup mieux toléré pendant les vacances.

Dans l'histoire médicale de ces patients un événement corporel est retrouvé à chaque fois dans la genèse du syndrome douloureux chronique : blessure par traumatisme le plus souvent (entorse, choc direct, agression…), geste chirurgical, épisode infectieux ou inflammatoire… Si l'adolescent présente des antécédents de pathologie organique avérée, celle-ci n'explique en rien l'apparition du tableau douloureux chronique. Au total, une douleur organique, sans nier l'existence d'une lésion le plus souvent bénigne, sert de « point d'ancrage » à la fragilité psychique de ces adolescents.

La souffrance psychique, quand elle est reconnue par le patient à l'admission, est essentiellement mise en rapport avec l'absence de diagnostic positif porté par les équipes médicales impliquées, autrement dit quand les investigations à la recherche d'une cause dite organique se sont avérées négatives. Mais dans notre expérience, le comportement envers la douleur est toujours très dépendant du contexte émotionnel et relationnel. On observe fréquemment dans l'unité des phénomènes de sursimulation à savoir l'exagération volontaire, dans la recherche de bénéfices dits secondaires vis-à-vis des soignants, d'une symptomatologie réelle, en particulier quand plusieurs patients douloureux chroniques sont hospitalisés en même temps. À l'inverse, certaines émotions libèrent le mouvement, telle la colère liée à une frustration, d'où l'aspect très paradoxal et déconcertant de la clinique de ces patients pour les équipes soignantes amenées à répondre quotidiennement aux demandes de traitements antalgiques.

Le retentissement de l'état physique de l'adolescent sur l'environnement familial et scolaire est toujours majeur quand nous leur proposons une hospitalisation.

Existe enfin systématiquement en début de prise en charge un clivage corps-psyché qui s'exprime par « je vais très bien, c'est mon corps qui va mal » …

Diagnostic dans les classifications internationales (voir aussi annexe Pr Alain Autret)

La douleur chronique se définit par une durée de plus de trois mois, l'absence de lésion identifiée ou une lésion trop modeste, disparue ou disproportionnée par rapport aux symptômes. Elle résiste aux traitements habituels et envahit massivement la vie de l'enfant et des parents (Annequin, 2011).

Le diagnostic de douleur psychogène comme celui de tout trouble somatoforme est un diagnostic positif et non un diagnostic d'élimination (CEN, 2013). C'est une complication psychogène d'une altération tissulaire même minime. Beaucoup plus fréquente que la conversion, ces patients présentent une majoration fonctionnelle importante dont le retentissement affectif, psychologique et social n'est pas explicable médicalement. Une douleur organique, sans nier l'existence d'une lésion le plus souvent bénigne, sert de « point d'ancrage » aux douleurs psychiques. La définition d'un trouble somatoforme (Tordjman, 2012) dans les classifications internationales correspond à la présence de symptômes physiques faisant évoquer une affection médicale générale ou neurologique, mais ne pouvant pas être expliquée entièrement par une telle affection ; les facteurs psychologiques sont suspectés de jouer un rôle dans le déclenchement, l'aggravation ou la persistance des symptômes somatiques observés et/ou dont le patient se plaint. Ils ont en commun d'être à l'origine d'une altération variable du fonctionnement habituel de ces enfants, de s'accompagner de façon variable d'une souffrance psychologique (essentiellement pour le trouble douloureux) et de survenir dans un contexte de conflits émotionnels ou de problèmes psychosociaux, pouvant engendrer des bénéfices secondaires. Ils ne sont pas intentionnellement produits ni simulés. Ils ne sont pas en lien avec une autre pathologie mentale.

Dans le DSM 5[6] ces troubles sont décrits principalement dans la catégorie « Trouble à symptomatologie somatique avec douleur chronique prédominante » et dans la CIM[7] 10 celle du « Trouble douloureux somatoforme persistant ».

Hypothèses psychopathologiques dans une perspective attachementiste

Nous n'avons pas évalué les modalités d'attachement de ces patients par un instrument standardisé. Néanmoins notre expérience clinique nous permet de suspecter dans presque toutes ces situations une relation d'attachement avec inversion des rôles entre enfant et figure d'attachement principale de type contrôlant/soignante sur l'environnement beaucoup selon le modèle de Lyons Ruth (Lyons Ruth, 2005). D'après cette classification ces enfants auraient été, nourrissons, dans un attachement de type désorganisé, puis, vers cinq ans, renonçant à se tourner vers le parent pour obtenir de l'aide pour réguler leur insécurité, ils s'immergent dans des tentatives pour maintenir l'attention du parent et l'engagement de ce dernier selon ses termes à lui. Ils trouvent le moyen d'exercer un certain contrôle sur l'attention du parent en prenant soin de lui, en l'organisant, le distrayant et en veillant sur lui. Nous rencontrons dans notre cohorte de douloureux chroniques à l'adolescence ce schéma dans presque toutes les situations.

Par ailleurs sont constamment retrouvés chez un des parents ou les deux, des antécédents médico-psychiatriques (maladie somatique chronique invalidante, séquelles physiques de

[6] DSM 5 : Diagnostic and Statistical Manual of mental disorders, manuel diagnostique et statistique des troubles mentaux, 5ème version, publiée aux USA en mai 2013, version française Juin 2015

[7] CIM : Classification Internationale des Maladies

traumatisme, psychopathologie actuelle ou passée, douleur chronique…) ayant affecté durablement la relation d'attachement entre l'enfant et ses donneurs de soins (« caregivers »).

En conséquence, nous émettons l'hypothèse que l'existence systématique d'un événement médical, traumatique ou chirurgical bénin crée l'occasion pour le préadolescent ou l'adolescent d'opérer vis-à-vis des parents via le corps médical une tentative de renversement des rôles où il devient le plus vulnérable et l'adulte le donneur de soin, car l'existence d'une douleur chronique vient mobiliser puissamment l'entourage. Dans ce contexte relationnel, la douleur chronique exprimée modulerait l'activation du système d'attachement puisque les figures d'attachement et le corps médical répondent à ces plaintes douloureuses par plus de protection et plus de soins. Autrement dit, le degré d'activation du système d'attachement serait moindre quand la plainte douloureuse déclenche une réaction protectrice efficace du côté de l'entourage. Le fait que la persistance des plaintes douloureuses soit la principale modalité d'expression des difficultés psychoaffectives et développementales montre bien que le besoin de sécurité passe d'abord par le corps chez l'enfant. Dans ce contexte, la douleur chronique comporterait une fonction adaptative du fait de l'emprise exercée sur l'entourage en quête de bénéfices primaires au sens des besoins primaires d'attachement.

Le corps reste par ailleurs le meilleur garant de continuité psychique quand les capacités d'intégration des métamorphoses du Moi sont dépassées. D'où la qualité de l'investissement de ces consultations douleurs pour les parents et l'enfant dans la durée et l'intérêt d'une unité de double prise en charge de type MPR-Pédopsychiatrie.

La dimension d'emprise est souvent au premier plan dans ces situations. Pour Philippe Jeammet (Jeammet, 2000) l'emprise est une des modalités du lien à l'objet que le Moi a à sa disposition quand l'équilibre narcissique est menacé. Certaines résolutions d'autosabotages s'organisent quand les assises narcissiques fragiles rendent le commerce objectal trop menaçant par le risque de confrontation à la différence, de perte ou d'intrusion. Leur point commun à toutes ces conduites ou convictions est la nécessité de développer une relation d'emprise et de se cramponner à des éléments perceptivo-moteurs de la réalité externe ou à une conviction interne. Elle sert à la fois de protection pour le narcissisme et de mode d'aménagement de la relation de dépendance.

Ainsi ces situations cliniques où la plainte douloureuse confine à l'impotence fonctionnelle se répercutent directement sur la distance relationnelle : le pouvoir d'emprise procuré par la conduite d'autosabotage qui recherche la sensation douloureuse sécurise le Moi fragile en lui redonnant un rôle actif notamment via une relation plus ou moins masochiste à la douleur.

Pour Jean Guyotat (Guyotat, 1985) plus un événement est inscrit dans le corps plus il fait l'unanimité du groupe. Moins il est inscrit plus il y a discordance entre l'évaluation du groupe, médical notamment, et celle du patient. Le travail familial conditionne alors le résultat : s'il existe un conflit de loyauté pour l'adolescent entre deux théories qui s'affrontent, celle de l'équipe médicale qui doit rester ouverte à une compréhension psychopathologique liée à la complexité de la pathologie et celle des parents, explication purement organique dite ou non dite, le risque est grand que le conflit se cristallise sur le symptôme. Dans ces formes « résistantes », le corps risque de mettre sous emprise l'entourage et, réciproquement, certaines formes d'emprise parentale peuvent se rejouer vis-à-vis du corps de l'enfant par le biais du corps médical quand, à l'occasion d'une rencontre médicale, un diagnostic purement organique est posé par un médecin prenant une position « d'expert », comme le montre tragiquement l'évolution du travail avec Marion et ses parents. Le risque de quête du diagnostic idéal qui comble toutes les attentes évite toute confrontation au non-savoir et au doute, enterre la voie de l'ouverture aux dimensions psychiques et relationnelles c'est-à-dire à leur impact dans le développement et l'évolution des symptômes psychocorporels. L'entourage insécure finit par s'agripper à une partie du corps médical supposé détenir un savoir qui porte en lui une vérité même sans solution thérapeutique ; le mauvais pronostic éventuel ne fait plus peur, il apporte un soulagement immédiat dont il leur deviendra parfois impossible de se passer. Ce diagnostic rassure les parents, répond à leur peur insurmontable de se confronter à la fragilité psychique de leur enfant en renforçant de ce fait la relation d'emprise qu'ils entretiennent avec ce dernier tout en déniant la problématique de dépendance affective sous-jacente. Pour les parents, la prise de conscience d'une psychopathologie sous-jacente chez leur enfant les obligerait à reprendre un rôle beaucoup plus étayant sur tous les plans, ce qui les menace narcissiquement. L'incarnation par la douleur d'une pathologie purement organique supposée qui s'impose et qui est reconnue par tous — entourage et corps médical — fixe « pour toujours » diagnostic et pronostic laissant de côté les aléas d'une évolution psychologique incertaine.

Au total, trois modalités de « cristallisation » autour du symptôme somatique peuvent se rencontrer du fait de l'interprétation déréelle par le(s) parent(s), risquant alors de mener à une forme d'emprise réciproque avec une partie du corps médical :

- Conviction organiciste : syndrome d'Ehlers-Danlos ou autre maladie rare improbable ;
- Conviction post-traumatique dans le cadre d'une agression dont l'enfant est victime ;
- Revendication d'un préjudice subi à la suite d'un geste chirurgical, d'une anesthésie, d'un traitement médicamenteux…

Intérêt d'une hospitalisation en MPR-Psychiatrie

L'indication de séjour dans notre unité repose sur une mauvaise évolution sur le plan physique, relationnel et social avec un risque de décrochage scolaire avec une intégration problématique dans le groupe des pairs ; une désorganisation et un épuisement de l'entourage familial ; le risque iatrogène d'automédication, de pharmacodépendance et d'interventions invasives inefficaces et dangereuses, qu'elles soient à visée diagnostique ou thérapeutique.

Le médecin MPR doit laisser le champ libre à l'expertise médicale extérieure quand il s'agit de terminer un bilan diagnostic, mais doit aussi mettre des limites franches aux demandes d'examens complémentaires par les parents quand ces examens ne rentrent pas dans les investigations prévues par le(s) équipes médicale(s) référente(s) (neuropédiatre, rhumatopédiatre, interniste…). Cela permet deux choses : éviter une confrontation idéologique stérile avec les parents sur l'origine supposée organique du symptôme douloureux et renouveler régulièrement la confiance dans les intervenants extérieurs afin de limiter les risques de clivage et de nomadisme médical. Cette confiance doit bien sûr être réciproque avec ces derniers. Des échanges réguliers doivent se mettre en place avec l'ensemble des spécialistes extérieurs à l'institution, dont le médecin de l'équipe douleur.

La polyvalence de l'équipe soignante se traduit dans le fait de savoir passer d'une prise en soin très « somatique » (nursing, pansements, transfert, aide à la toilette) à une autre beaucoup plus relationnelle ; et les réponses relationnelles, afin d'être suffisamment contenantes, peuvent être tantôt « maternantes », tantôt limitantes, voire frustrantes, tout en restant suffisamment bienveillantes et empathiques. Cette approche multimodale permet par exemple d'accompagner physiquement l'adolescent en scolarité quand il craint de ne pas y arriver seul à cause d'une recrudescence des douleurs. Une réponse soignante structurante doit faire coexister dans le même temps une reconnaissance de la douleur et une fermeté bienveillante vis-à-vis du respect de son emploi du temps.

Le travail en kinésithérapie doit être pratiqué par un professionnel référent qui connaît bien cette pathologie et qui peut adapter sa technique pour chaque patient. Il s'articule avec le travail en psychomotricité et aux interventions pluriquotidiennes des soignants.

L'ensemble des médiations — pour la plupart des approches de type psychocorporelles — est indispensable pour élaborer avec le patient les problématiques suivantes :

- Un clivage corps-psyché qui s'exprime en début de prise en charge par « je vais très bien, c'est mon corps qui va mal » ;
- Les représentations mentales de son corps (schéma corporel et image du corps) et la recherche d'une dysmorphoesthésie ou crainte d'une dysmorphie ;
- La place de la douleur dans la construction de l'identité physique et psychique : « si elle disparaît qui suis-je ? »
- Le travail d'intégration psychique de certaines parties du corps qui passe par plusieurs étapes entre autres :
  - L'aider à formaliser sa douleur (forme, couleur…), en faire un « objet » manipulable un peu plus à distance en s'appuyant sur la relation avec le professionnel ;

- Rendre visible la problématique psychocorporelle en lui apprenant à ne pas maltraiter son corps ;
- L'aider à différencier ses besoins (demandes affectives ?) de sa douleur ;
- L'aider à redevenir acteur dans le plaisir pris à utiliser son corps.

Le travail du pédopsychiatre s'intéresse dans un premier temps aux conséquences de la douleur chronique sur l'enfant, les parents et la scolarité. Il nous paraît pertinent d'aider le patient à comprendre d'abord « comment » le corps est devenu douloureux et quels sont les facteurs de pérennisation plutôt que de vouloir comprendre tout de suite le « pourquoi ». Cette compréhension est étayée essentiellement par le travail institutionnel dans son ensemble, les entretiens individuels avec la présence d'un soignant, l'observation de ce qui se passe quand l'enfant est rescolarisé dans l'établissement (en général dès l'admission) et la participation à tous les entretiens familiaux. Les transitions entre le service et le domicile à l'occasion des permissions (un week-end sur deux) et ce qu'inscrivent les parents sur le cahier de liaison peuvent être riches d'enseignement.

L'évaluation de la tolérance à la scolarité avec ses enjeux narcissiques et de mentalisation est une partie essentielle dans la démarche diagnostique et thérapeutique. Un accompagnement par un éducateur du service est décidé pour le premier rendez-vous avec le directeur des études. Ceci sera nécessaire toute la durée du séjour pour les mises au point et les synthèses avec l'équipe pédagogique. La scolarisation en soins études sert autant de levier thérapeutique que d'outil diagnostique pour éclairer le rapport anxieux à l'école.

L'articulation avec les prises en charge de la psychologue clinicienne du service s'inscrit dans une organisation de type « bifocale » ou « plurifocale » (Jeammet, 2005). Le pédopsychiatre du service reste le garant de la réalité externe de l'adolescent, ce qui autorise ce dernier à investir davantage sa réalité interne auprès de la psychologue. En pratique le pédopsychiatre s'occupe des liens concrets entre le patient et son environnement scolaire, familial et institutionnel ; la psychologue va créer des espaces thérapeutiques de soutien pour favoriser l'expression et l'élaboration de problématiques plus personnelles : temps individuel sans soignant à horaire fixe inscrit sur son emploi du temps, ateliers thérapeutiques de groupe en coanimation avec un soignant, passation d'échelles diagnostics et de tests projectifs ; elle participe aux commissions d'orientation et d'harmonisation soins études qui réunissent professionnels du soin et enseignants. Elle rencontre systématiquement les parents, si possible le jour de l'admission afin d'expliquer son rôle dans l'unité et sa technique de travail. Ces rencontres ont été mises en place en particulier pour cette population de jeunes patients douloureux chroniques, afin de limiter les effets négatifs sur la prise en charge psychothérapeutique des mouvements très ambivalents de la part de l'adolescent déclenchés par un transfert massif sur le thérapeute.

Cette prise en charge plurifocale favorise la relance du travail narratif (Hochmann, 2017) de l'adolescent pour lui-même dans les interactions avec soignants et adolescents, mais aussi avec les enseignants, la scolarité reprenant sa fonction contenante grâce au dispositif spécifique du soin-études. Elle atteste d'une reprise du processus de mentalisation que la douleur chronique risquait d'entraver. Cette fonction narrative peut se déployer à travers les liens téléphoniques aux parents : comment l'adolescent raconte-t-il ses journées ? Et comment les parents imaginent-ils sa vie au centre ? L'apparition d'une discontinuité dans les appels rassure finalement les parents qui mesurent alors la capacité de l'enfant à investir les différents espaces non scolaires de l'institution. L'enfant peut cacher de nouveau des choses qui sont de l'ordre de l'intime à ses parents. L'adolescent montre alors qu'il est capable de passer d'une dépendance aux sensations corporelles à des investissements psychiques, mentalisés et en lien avec des événements relationnels, scolaires, et émotionnels. La prise en charge pédopsychiatrique l'aide à mettre en lien la reprise des phénomènes douloureux avec les émotions, les frustrations, les peurs liées à l'école ou aux transitions avec le domicile, mais aussi le soulagement de ces douleurs par la mise en place d'un traitement psychotrope le cas échéant. Cette expérience institutionnelle acquise par l'adolescent fait voyager le parent dans l'univers mental de son enfant à travers ce qu'il lui raconte. C'est une occasion nouvelle pour les parents de se décentrer du symptôme de l'enfant. Ils se mettent donc de nouveau à imaginer des choses en lien avec ce que la vie de leur enfant devenu adolescent doit susciter pour eux comme changements conceptuels. La mise en histoire de la vie de l'adolescent reprend ses droits et avec elle une temporalité structurante retrouvée.

Conclusion

La prise en charge en institution sur plusieurs mois (en moyenne huit) de nombreux préadolescents et adolescents âgés de dix à dix-huit ans dans notre unité de double prise en charge MPR-Pédopsychiatrie souffrant de douleurs chroniques musculosquelettiques nous a permis de mieux connaître cette population clinique. Ce syndrome clinique impose des techniques de rééducation et de remédiation psychocorporelle spécifiques nécessitant un plateau technique de MPR à l'intérieur duquel le soin psychique peut se déployer à distance du milieu familial, permettant en accompagnant la plainte somatique, un accès au psychisme.

La remise en situation scolaire dans un environnement protégé (classes à petits effectifs) fonctionne aussi bien en tant que moyen diagnostic privilégié pour révéler un refus anxieux scolaire ou un trouble de l'humeur masqué par le symptôme douloureux que de levier thérapeutique. En effet la scolarité sollicite les enjeux psychiques de séparation, la solidité des assises narcissiques et les capacités réflexives de ces jeunes patients, d'où l'intérêt des aménagements scolaires de type « Soins-Études » pour cette population d'adolescents particulièrement fragile psychiquement et insécure sur le plan des relations d'attachement.

La disparition totale des douleurs et donc de l'impotence fonctionnelle au décours de l'hospitalisation, l'acceptation par les parents de la fragilité psychique de leur enfant qui s'autorise enfin à prendre soin de lui en acceptant notamment une hospitalisation en MPR-Pédopsychiatrie suffisamment longue et une articulation de qualité avec les structures ambulatoires (pédiatre spécialisé, unité douleur) sont des facteurs de bon pronostic.

Sont de moins bon pronostic la conviction d'une étiologie purement organique et/ou la recherche d'un préjudice subi (dans un contexte post-traumatique ou post-chirurgical) par les parents, leur refus d'une orientation en pédopsychiatrie pour l'enfant si nécessaire en raison d'une non-acceptation de la dimension psychopathologique des troubles malgré plus de six mois d'évolution en MPR-Pédopsychiatrie.

Cette modalité d'expression clinique montre à l'extrême ce que les vicissitudes du « travail intégratif » (Hochmann, 1999) signifient à cet âge quand le sujet est toujours menacé de division interne du fait de ses transformations physiques et cognitives. L'adolescent utilise son corps et ses plaintes corporelles comme un « appui » narcissique et identitaire qui le protège d'une menace de confusion avec ses figures d'attachement. Le corps marque une limite visible, objectivable entre l'enfant et ses parents, il contribue à ce travail de séparation, mais au risque de l'autosabotage physique et social. Il utilise les soins médicaux reçus en conséquence et l'attention portée par ses parents comme autant de médiations tolérables parce qu'elles passent par le corps utilisé comme régulateur émotionnel (Jeammet, 2017).

Bibliographie

Annequin D. : Somatisation, plainte douloureuse, douleur chronique ? *in La douleur chez l'enfant*, 2e édition, Lavoisier, pp. 130-32, 2011.

Collège des Enseignants en Neurologie : Neurologie, ECN, 3e édition, 2013.

Guyotat J. : Propositions pour une clinique psychopathologique des événements de la vie *in Evénement et psychopathologie*, sous la dir. de Guyotat J., Fedida P. Simep, 1985.

Hochmann J. : Postface *in Conversations psychanalytiques avec Daniel Widlöcher,* Odile Jacob, pp.113-30, 2017.

Hochmann J. : Un pacte narratif *in* Psychothérapie et adolescence, *actes du colloque*, sept. 1998.

Magog (Québec), *La revue Prisme, la revue Adolescence*, Hôpital Sainte-Justine, 1999.

Jeammet P. : *Quand nos émotions nous rendent fous*, Odile Jacob, 2017.

Jeammet P. : L'énigme du masochisme *in L'énigme du masochisme*, petite bibliothèque psychanalytique sous la direction de Jacques André, PUF, pp. 31-67, 2000.

Jeammet P., Corcos M. : *Évolution des problématiques à l'adolescence*, collection Références en Psychiatrie, 2e édition, Doin, 2005.

Lyons-Ruth K. : L'interface entre attachement et inter-subjectivité : perspectives issues de l'étude longitudinale de l'attachement désorganisé, *Psychothérapies* 2005/4 (vol. 25) pp. 223-234.

Tordjman E., Ouss-Ryngaert L. : Douleur des troubles somatoformes chez l'enfant et l'adolescent : définitions, prise en charge et difficultés, *19e journée La douleur chez l'enfant, quelle réponse ?,* 5-7 décembre 2012, pp. 11-16, www.pediadol.org. Hall, K. T., Loscalzo J. and Kaptchuk T., 2015."etics and the Placebo Effect: the Placebome" *Trends Mol Med. 21(5) : 285–294.*

Point de vue non conventionnel. Douleurs non lésionnelles : de la psychanalyse aux neurosciences

Alain Autret[1]

Les douleurs chroniques peuvent être dues à un excès de nociception, à une lésion des voies douloureuses, ou être sans substratum lésionnel. Ce dernier type des douleurs a une prévalence élevée (Autret 2017) et représente les manifestations les plus fréquentes des « troubles à symptomatologie somatique et apparentée » (DSM V), anciennement appelé « troubles somatoformes » (DSM IV-R). Celui-ci individualisait le « trouble somatisation », associant plusieurs localisations douloureuses et d'autres troubles somatiques, et un état de moindre gravité dit « trouble douloureux ». Les DSM utilisent le mot « conversion » lorsqu'est présente une symptomatologie neurologique « fonctionnelle »,

Cette prédisposition acquise dans l'enfance est soutenue par de théories psychodynamiques extrêmement puissantes, plus ou moins validées. S. Freud et J. Breuer à partir des cas historiques d'Anna et de Dora ont proposé l'idée de la transformation d'un émoi psychique en symptôme somatique. Dans la théorie initiale de la séduction, le traumatisme causal était sexuel et réel. Ultérieurement ces auteurs ont accepté que celui-ci pouvait n'avoir été que fantasmé. Ce traumatisme n'a pas donné lieu à une « abréaction » naturelle, et a été refoulé, son souvenir étant remplacé par une mémorisation partielle des événements associés, à partir desquels se sont élaborés de métaphore en

[1]Professeur honoraire de neurologie à l'Université François Rabelais. Tours. Mail : aautret@wanadoo.fr

métaphore les symptômes somatiques. Dans la conception spécifiquement freudienne, l'agression prend symboliquement la position de la relation désirée et interdite avec le parent du sexe opposé, l'expression du symptôme permettant de rejouer la scène sans culpabilité. Cette conception théorique n'a jamais donné lieu à des plans expérimentaux de validation. Et c'est infiniment regrettable, ce d'autant que les psychanalyses n'ont pas non plus démontré une efficacité éclatante (Sumanthipala A et al. 2007), et que parmi les conséquences désastreuses des traumatismes sexuels, la survenue ultérieure de symptômes somatiques n'apparaît pas avec une prévalence particulièrement élevée (Chen et al. 2010). Pourtant, l'actualité avec les mouvements de dénonciation des abus sexuels nous offre une quasi-validation sociétale de la nécessité d'une abréaction. Le concept de refoulement freudien n'est pas incompatible avec les données neuroscientifiques actuelles sur les amnésies fonctionnelles (Stanioliu A. et Markowitsch H 2014).

Une deuxième piste est supportée par le concept de personnalité psychosomatique, proche de l'alexithymie, laquelle est évaluable par l'échelle de Toronto ; un score élevé est associé à la présence de symptômes conversifs et de douloureux non lésionnels (Mitchico K et al. 2013).

Un apport considérable est issu de l'étude des dysfonctionnements de l'attachement (Bowlby J.1978) : en cas d'apprentissage non sécurisant, la réaction face à un stress ultérieur peut se faire par le truchement de symptômes somatiques voire conversifs. La relation entre attachement dysfonctionnel, mesurable par l'échelle de Batholomew et Horowitz (Bartholomew et al. 1991) dont il existe une version française, et symptômes somatiques et douleurs non lésionnelles a été largement établie (Meridith P. et al. 2008).

À l'âge adulte, il en résulte un fonctionnement encéphalique particulier, comme cela a été démontré dans des cas de conversion (Kopelman M. et al 2002, Stanioliu et Marcowitch M 2012, Vuilleumier P. 2014). Ces travaux amènent à l'hypothèse selon laquelle ces patients ont créé dans leur passé une organisation anatomofonctionnelle déviante, qui peut être mise en jeu lors de l'activation de zones cérébrales responsables de la mémoire affective (cortex préfrontal ventro-median, cuneus et l'amygdale, surtout à droite). Dans les divers symptômes somatiques douloureux, une sensitisation de la matrice douloureuse à tous ses niveaux a été clairement démontrée (voir revue in Wolf C 2011), ainsi qu'un déficit du système de contrôle interne endorphinergique de la douleur. L'apparition des premiers symptômes peut résulter d'« occasion », terme retenu par S. Freud, réactionnelle à un stress actuel ou réactivant une problématique ancienne, via l'activation des circuits de la mémoire affective. Dans la conception de J. Bowlby, le symptôme est un appel à l'aide. Dans celle de S. Freud, l'extension des symptômes traduit un accroissement d'une culpabilité œdipienne. Ultérieurement les patients adaptent leurs symptômes à leur vie et réciproquement. Le patient, livré à lui-même, s'enfonce dans une impasse dont il méconnaît les déterminants.

Cette évolution est fonction de l'interdépendance stress/symptômes somatiques qui est gérée par deux prédispositions évaluables : sensibilité à la douleur, et sensibilité à l'anxiété (Nicholson R et al 2007). Le modèle biologique pour interpréter cette relation est possiblement très voisin des mécanismes endorphinergiques et dopaminergiques mis en jeu dans les phénomènes de placebo/nocebo réactivité (voire revue in A. Autret 2012), modulés par des prédispositions génomiques (Hall K et al 2015). L'état se pérennise via des processus de plasticité cérébrale.

Les mécanismes d'action des thérapeutiques, quelles que soient leurs formes, s'inscrivent dans ce modèle : conscientisation de l'origine du dysfonctionnement, gestion du stress actuel et passé, restauration de figures d'attachement.

Le modèle ainsi proposé sur la genèse des symptômes somatiques et apparentés amène à poser au pédopsychiatre de nombreuses questions que lui seul peut résoudre. On peut citer de façon triviale et non limitative : comment améliorer les moyens d'évaluation des traumatismes infantiles, des modalités d'attachement, et du niveau d'alexithymie, serait-il intéressant de tester les relations de ces dimensions avec les phénotypes psychopathologiques actuels et ultérieurs, et l'efficacité des thérapeutiques, etc. ?

Bibliographie

Autret A., 2013. *Les Effets Placebo*. L'Harmattan, Paris.

Autret A. 2016 *Les maladies dites "imaginaires"*. Albin Michel, Paris.

Bartholomew K., et al.1991. "Attachment styles among young adults: a test of four category model" *Journal of Personality and Social Psychology*, 61, 226-244

Bowlby J.,1978, *Attachement et perte* (2 vol.), PUF, Paris.

Chen L. et al., 2010. "Sexual abuse and life time diagnosis of psychiatric disorders: systematic review and metaanalysis" *Mayo Clinic Proceedings*, 85, 618-629

Freud S. et Breuer J., 1956. *Études sur l'hystérie*, Paris, PUF

Hall, K. T., Loscalzo J. and Kaptchuk T., 2015."etics and the Placebo Effect: the Placebome" *Trends Mol Med. 21(5) : 285–294.*

Kopelman M., et al. "Disorders of memory" Brain, 2002, 125, 2152-2190

Meredith P., et al., 2008. "A review of evidence linking adult attachment theory and chronic pain: presenting a conceptual model" *Clinical Psychology Review*, 28, 407-429

Michiko K., et al., 2013 "The alexithymic brain: the neural pathways linking alexithtymia to physical disorders" *Biopsychosocial Medicine*, 7: 1

Nicholson R. et al., 2007 "Psychological risk factor in headache" *Headache*, 47, 413-426

Stanioliu A., Markowitsch M., 2014" Dissociative amnesia" *Lancet psychiatry* 1 (3) 226-241

Sumathipala A., et al., 2007. "What is the evidence for the efficacy of treatment of somatoform disorders?" *Psychosomatic medicine*, 69, 889-900

Vuilleumier P., 2014 "Brain circuits implicated in psychogenic paralysis in conversion disorders and hypnosis" *j.neuroclin* 44 323-337

Wolf C., 2011. "Central sensitization: implication for the diagnostic and treatment of pain" *Pain*, 152 (3 suppl.); S2-15.

La douleur chronique à l'adolescence : achoppement du processus de séparation-individuation. Prise en charge psychomotrice et psychologique en unité de psychiatrie

Léa Camaret-Durquety[1], et Anne-Laure Pouzoulet[2]

Accueillir une problématique physique comme la douleur chronique, en service de psychiatrie ne va pas de soi, car c'est au niveau du corps que l'adolescent dit souffrir et non psychiquement. Pour ces patients, la douleur s'installe insidieusement, résidu d'une blessure ou d'un accident. Progressivement, elle prend de plus en plus de place dans la vie de l'adolescent, réduisant ses investissements quotidiens : activités sportives, sorties, relations amicales et amoureuses jusqu'à atteindre la sphère scolaire. Devenue insupportable, la douleur, tout comme la situation de l'adolescent, amène alors la famille à consulter. Le travail effectué dans les unités somatiques est primordial, car c'est seulement en abordant la problématique par sa voie d'entrée symptomatique, le corps, que l'alliance thérapeutique peut s'instaurer avec l'adolescent et que celui-ci s'autorise à devenir un "patient". C'est toujours dans ce contexte de suite d'hospitalisation que nous accueillons ces jeunes.

Notre unité se veut intégrative dans sa manière de prendre en charge l'adolescent. L'alliance de la pensée psychanalytique et cognitivo-comportementale constitue sa première particularité, à laquelle s'ajoute une pluridisciplinarité des approches

[1] Psychologue clinicienne.
[2] Psychomotricienne DE.

thérapeutiques : psychomotricité, art-thérapie et ergothérapie entre autres. Ici, la qualité de l'accueil est essentielle et une période d'un mois est destinée à la rencontre, du jeune avec le groupe d'adolescents, avec les soignants, avec les soins et vice versa, permettant ainsi de proposer une prise en charge individualisée, adaptée aux besoins exprimés et observés durant cette période. L'adolescent s'engage alors dans les soins à travers des prises en charge groupales et individuelles. Inspiré de l'unité Mosaïque à Poitiers (Catheline ; Marcelli, 2011), le service propose un panel d'ateliers à médiation avec des objectifs divers : travailler sur l'estime de soi, les ressentis corporels, la socialisation, l'expression de la pensée, la remédiation cognitive, la créativité, la dimension scolaire, etc. Tout comme l'adolescent peut bénéficier d'une psychothérapie en individuel, d'une thérapie psychomotrice ou de remédiation cognitive. Un travail de séparation avec le milieu familial est également amorcé, car l'hospitalisation est à temps plein, à la semaine. Ainsi, l'adolescent expérimente la séparation, met au travail le principe d'individuation pour retrouver ensuite une place propre au sein de sa famille, mais également à l'école et plus largement dans l'espace social. L'approche thérapeutique à la fois psychique et corporelle inhérente au service permet d'accueillir des jeunes dont les maux psychiques s'expriment uniquement dans et par le corps.

C'est ainsi que nous faisons la connaissance de Corentin, 14 ans 8 mois, qui énonce comme motif d'entrée *"aucune idée, peut-être la scolarité, mais bon ici j'ai l'impression de régresser au niveau de ma mobilité"*. À cette époque, sa représentation des soins est uniquement somatique (kinésithérapie et balnéothérapie) et la dimension psychique est inexistante dans son discours. Cela fait déjà six mois qu'il est hospitalisé dans divers services somatiques. Fils unique de ses parents, il a deux demi-sœurs et un demi-frère plus âgés, issus d'un premier mariage de la mère. À trois ans, celle-ci fait une dépression importante, entraînant une hospitalisation et une séparation prolongée du milieu familial. Son passé est douloureux, elle a subi d'importantes violences conjugales au cours de sa première union, qui l'ont menée dans un foyer pour femmes battues afin de fuir la situation. C'est dans ce contexte qu'elle a rencontré le père de Corentin.

L'histoire de la maladie débute en classe de 5e, avec de multiples fractures : clavicule, rotule, malléole, genou, poignet, etc. *"plus de vingt-deux"* selon Corentin. Cela engendre une déscolarisation en fin d'année et une rupture avec son ami d'enfance, lors des vacances d'été. À la rentrée de 4e, les douleurs ne cessent pas (dos, crête iliaque, hanche) et en janvier suivant, il se déscolarise totalement et débute une hospitalisation dans un service de soin somatique. L'équipe soignante constate chez Corentin de nombreuses mises en danger, une tendance à la mythomanie, des lésions de grattage, une répression des affects, une dépendance à la mère et, sur le plan scolaire, des difficultés dans les apprentissages. Un diagnostic grave est écarté au vu d'une absence d'argument pour une organicité des troubles et un projet pour des soins psychiques se met en place. Parallèlement, la douleur diminue. Corentin est extrêmement réticent et se représente notre service comme *"une prison"*. À l'évocation du projet, il pleure et exprime un sentiment de trahison de la part des médecins, puis finit par accepter et restera neuf mois. En quittant l'unité somatique, sa mère et lui pleurent à l'unisson. C'est un déchirement de quitter une équipe qu'il idéalise déjà, après l'avoir tant critiquée. Dans notre service, l'adhésion au soin n'est pas une chose aisée. Corentin est méfiant et très virulent vis-à-vis des soignants et des prises en charge *"ce ne sont que des jeux, des divertissements inutiles"*. Il interroge chaque objectif et semble avoir besoin de preuves tangibles et de résultats mesurables pour s'engager dans les soins. Tout comme il gagne en degré d'assouplissement corporel, il faudrait pouvoir mesurer le degré d'assouplissement de ses processus de pensée. Cela a tendance à excéder les soignants qui supportent mal les attaques et remettent en cause les symptômes douloureux et l'utilisation du fauteuil ou des béquilles. Progressivement, les soins somatiques diminuent au profit des soins psychiques et psychocorporels : un groupe de relaxation dynamique lui est proposé ainsi qu'un suivi psychothérapeutique en individuel.

Ainsi, comment accueillir et travailler avec la douleur chronique dans un service de psychiatrie ? Quelle est la fonction de ce symptôme ? Comment relancer les processus de pensées quand l'adolescent est immobilisé dans l'ensemble de son être ?

Dans un premier temps, nous nous attacherons à définir la douleur ainsi qu'à rappeler le contexte spécifique qu'est l'adolescence. Étayés par nos observations cliniques nous développerons notre réflexion quant aux différents rôles de la douleur à cette période pour conclure en exposant la spécificité de nos prises en charge et leur complémentarité.

Qu'est-ce que la douleur...

La douleur se définit comme une « expérience sensorielle et émotionnelle désagréable, liée à une lésion tissulaire existante ou potentielle, ou décrite en termes évoquant une telle lésion » (International Association for the Study of Pain, 1979). Dès sa définition, la douleur se caractérise à la fois comme ressenti et expression.

La douleur chronique se différencie de la douleur aiguë selon un critère de durée prolongée. L'HAS dans son rapport (HAS, 2008) précise que « La douleur chronique ou syndrome douloureux chronique est un syndrome multidimensionnel, lorsque la douleur exprimée, quelles que soient sa topographie et son intensité, persiste ou est récurrente au-delà de ce qui est habituel pour la cause initiale présumée, répond insuffisamment au traitement, ou entraîne une détérioration significative et progressive des capacités fonctionnelles et relationnelles du patient. » L'HAS indique qu'elle correspond à une douleur évoluant depuis plus de 3 mois. La douleur aiguë a un rôle d'alerte afin de protéger l'organisme à la différence de la douleur chronique qui, de par sa nature prolongée, perd sa fonction et devient une maladie en soi.

À l'instar du toucher, de la proprioception, du sens thermique, la douleur concerne tout le corps et pas seulement une partie. Ainsi, elle participe d'une certaine manière à la conscience du corps et peut être considérée comme un sens dit somesthésique. Comme toute perception, la douleur est très subjective. Une même stimulation peut être vécue comme tolérable ou insupportable selon la personne, le contexte ou la localisation. Paradoxalement, la douleur a aussi un caractère universel. Personne ne prétend l'ignorer.

… à l'adolescence

Les transformations biologiques de la puberté marquent l'entrée dans l'adolescence, période où l'enfant passe d'un corps immature à un corps génitalisé, autorisant les relations sexuelles avec comme finalité sur le plan biologique, la possibilité de se reproduire. Cela symbolise l'évolution de statut social avec l'accès à une identité sexuée. Néanmoins ces changements se font de l'intérieur du corps, ce qui a pour effet de susciter chez l'adolescent un possible vécu d'intrusion, de manque de maîtrise ou encore de passivité face à ces modifications non contrôlables. C'est également l'enveloppe qui se transforme, c'est-à-dire, l'interface entre soi et l'autre, mais aussi ce qui contient, structure l'individu et fait office de pare-excitant. Le corps peut alors devenir un objet étrange et étranger qui subit en quelques mois une mutation profonde.

À l'adolescence, le jeune va devoir effectuer un travail conséquent pour maintenir un sentiment de continuité d'existence et intégrer ces transformations pubertaires à son fonctionnement psychique. Marty et Chagnon (2006) résument ce que doit affronter tout adolescent : « un travail qui s'organise schématiquement autour de deux tâches intriquées : intégrer une nouvelle identité sexuée et sexuelle […] et s'autonomiser par rapport à ses objets d'amour initiaux. Ce qui implique des remaniements internes et externes, conscients et inconscients pour l'essentiel, mais qui visent à changer tout en restant le même ».

Certains auteurs considèrent l'adolescence et ses remaniements comme un deuxième processus de séparation-individuation (Mahler, 1973 ; Blos, 1962). La fin de l'adolescence exigeant l'assomption d'une identité sexuée et différenciée, elle véhicule l'idée qu'un travail de séparation se fasse durant cette période. Cependant, il ne s'agit plus de fragiliser la relation symbiotique mère-enfant pour se créer un espace psychique propre, mais davantage de remanier ce dernier par un désinvestissement des images parentales. Le processus de séparation-individuation est donc intimement lié au processus identificatoire et aboutit au sentiment d'identité.

Enfin, la qualité des soins précoces donnés à l'enfant a un rôle à jouer dans la quête identitaire au moment de l'adolescence, car cette période de vie « s'appuie profondément sur les acquis antérieurs, qui s'ancre dans les expériences de relations, les émotions partagées, qui se sont nouées pendant la petite enfance et l'enfance. On ne peut donc pas envisager la problématique de l'adolescence sans tenir compte de cet arrière-fond que constitue l'histoire du sujet » (Marty, 2010). Des défaillances à ce niveau rendront la séparation avec les figures parentales angoissantes, car plus facilement associées à un vécu de perte et d'abandon.

Observations au cours des bilans – regards croisés

La douleur comme une inscription identitaire

L'adolescent douloureux chronique arrive avec une demande bien précise : il veut guérir, c'est à dire, être débarrassé de cette douleur. Il est intéressant de commencer la prise en charge par un bilan psychomoteur en individuel, car ce temps de premier échange permet de mettre en lumière chez le jeune, les particularités de sa vision corporelle, de son rapport aux émotions, à l'espace, au temps, à sa motricité. Parce qu'il explore et met en situation ces différentes dimensions, le bilan psychomoteur permet d'amener l'adolescent à parler autrement de son corps et l'invite à se décentrer de la vision d'un corps mécanique cassé. À travers ces échanges, le patient décrit précisément son parcours de soin que nous pourrions assimiler à un "parcours du combattant". Corentin met en avant l'incapacité des médecins à le soigner et la reconnaissance de cette impuissance du corps médical semble lui apporter une certaine jouissance. Dans le discours de Corentin, le corps et sa douleur apparaissent comme plus forts, car résistants aux traitements. Il décrit l'inefficacité et la succession des différents traitements, en énumérant les types de prise en charge et la liste des médecins rencontrés, où tous concluent à une absence de cause somatique. Or, la douleur est bien réelle pour le patient qui l'affirme et la situe du côté du somatique, les liens avec la sphère émotionnelle sont rejetés, car comme le rappelle Le Breton (2012), la douleur "« psychologique » signifie « imaginaire », et ce terme résonne comme un soupçon porté à sa sincérité".

L'alliance thérapeutique ne peut s'amorcer seulement qu'à la suite de la reconnaissance de la douleur du patient par le thérapeute. À l'instar de la place que prend la douleur dans sa vie et dans la conscience de son corps, la douleur est très présente dans le discours et la gestuelle pendant les premières rencontres. La focalisation de son attention sur la douleur lui a permis de développer une prise de conscience précise de ses sensations dans la zone concernée. Ainsi il a une grande facilité à décrire sa douleur. Il utilise souvent plusieurs paliers pour structurer l'importance de la douleur. Pour Corentin, elle s'étend de *« la crise »*, douleur qui immobilise tout mouvement, à la douleur silencieuse *"comme toujours là, même si je ne le sens plus"*.

En outre, il est difficile de parler autrement de son corps pour le patient. Là où il était prolixe pour décrire sa douleur, l'adolescent devient laconique pour s'exprimer sur son corps. En majorité, seule la sphère motrice est nommée pour les représentations corporelles du patient. Les aspects relationnels ou sensoriels du corps sont eux absents. Pour Corentin son corps sert à bouger, sauter, marcher, mais pas à jouer, découvrir, écouter… Le corps est perçu comme un objet mécanique permettant d'agir, ce que la douleur par ailleurs empêche. Il est capable de nommer de nombreuses parties du corps, utilise un vocabulaire anatomique.

Sur le plan tonique, une hypertonie généralisée ainsi qu'une capacité de relâchement limitée témoigne de son besoin de contrôle. L'amplitude des mouvements est également réduite à un manque de souplesse. Malgré ses difficultés, Corentin est motivé pour les épreuves motrices, signe que son corps est un vecteur pour se présenter.

Le psychomotricien s'intéresse au corps, mais n'a pas pour fonction de le réparer aux yeux du patient. Bénéficiant de cette place originale, il peut se positionner en tiers dans les enjeux de guérison et ainsi garder de la légitimité dans leur prise en charge. Potel (2012) rappelle que « le problème somatique permet […] qu'un problème soit posé. » Par cette voie, l'adolescent souffrant a trouvé le moyen de demande d'aide là où il n'est pas encore possible de verbaliser, voire de penser.

De son côté, le bilan psychologique apporte un éclairage sur le fonctionnement psychique du jeune, avec une approche de son monde interne. L'estime de soi, l'existence d'une symptomatologie dépressive, l'anxiété, le quotient empathique, la présence de coping[3] (Lazarus et Folkman, 1984) et l'esprit

[3] Ou « faire face ». Défini comme « un ensemble d'efforts cognitifs et comportementaux en perpétuel changement pour gérer les demandes externes

d'attachement sont abordés. Temps d'évaluation, mais avant tout de rencontre et d'échange, le bilan permet également d'obtenir des informations sur ce que pense le jeune de son hospitalisation, son engagement dans les soins, le degré d'importances des enjeux scolaires ou encore la représentation des liens familiaux. Les données obtenues montrent que les adolescents douloureux chroniques présentent généralement un profil normatif. Nous retrouvons régulièrement un sentiment de fatigue conséquent, des coping d'évitement et l'absence d'utilisation du support social comme une aide potentielle. Par ailleurs, ces jeunes s'attribuent facilement un esprit d'attachement anxieux-ambivalent, présentent des difficultés de séparation du milieu familial, de l'angoisse et une méfiance dans la relation à l'autre.

Au cours de son bilan, Corentin est logorrhéique avec une forme d'avidité relationnelle et paradoxalement, un grand besoin de contrôle. Malgré cela, des émotions de colère émergent et son discours devient vindicatif envers l'équipe soignante. Il se raconte essentiellement par ses maux corporels, avec une grande connaissance du lexique médical et un discours très maîtrisé. Quand il s'agit de parler de soi, Corentin apparaît plus troublé. Pour décrire la relation à sa mère il dit *"tout est beau, magique, tout est petits pompons"*, il pleure à chaudes larmes après avoir parlé de *"ses parents magnifiques"* ou encore s'énerve violemment face à des items évoquant la réussite (« La valeur des gens devrait être jugée par leur réussite » ; « Réussir des choses est plus important que de bâtir des relations » ; « Exceller dans ce qu'on a à faire est plus important que de bien s'entendre avec les autres »). Tout cela sans pouvoir verbaliser autour de ces démonstrations émotionnelles. Après analyse, le bilan est normatif, seul son quotient empathique indique des difficultés à comprendre ce qu'autrui peut ressentir. Le problème ne semble pas se situer dans l'identification même de l'émotion, mais dans le fait que Corentin présente une forme de sensitivité en lien avec une perception erronée des situations sociales. En effet, de l'agressivité est perçue là où aucun stimulus ne l'objective.

---

ou internes évaluées comme mettant à l'épreuve ou excédant les ressources personnelles.

À travers le bilan en auto passation, Corentin démontre qu'il n'a pas besoin de soins psychologiques, seule la douleur corporelle compte. Elle lui donne de la consistance dans la relation à l'autre et il se définit à travers elle. Elle est garante de son histoire passée, de son présent et déterminera son futur. À ce moment de l'hospitalisation, la douleur apparaît constitutive de son identité et lui permet de s'inscrire dans la sphère sociale.

La douleur comme un étayage à des assises narcissiques fragiles

Face à un discours aseptisé, ponctué de termes médicaux complexes où le corps n'est plus investi comme l'interface entre soi et l'autre, mais comme un objet extérieur à soi, presque comme un objet de recherche scientifique, la question de l'accès à la sphère émotionnelle se pose assez naturellement, mais également, celle de l'accès à l'ambivalence et à la fragilité. En effet, ces jeunes adolescents peuvent-ils s'autoriser à douter, hésiter, faire des erreurs, se déprimer, se séparer sans se briser ?

L'absence de souplesse, à la fois corporelle et psychique nous indique que les mouvements d'ambivalence ne sont pas encore possibles, notamment du fait de la nécessité d'ériger des défenses massives. Ici, la douleur apparaît être la défense majeure contre l'angoisse, en la fixant sur un point de l'espace corporel. Cet investissement d'une zone spécifique qu'implique la douleur « maintient une forme d'organisation du psychisme autour de la zone douloureuse et tant que cet investissement reste opérant il protège d'une désorganisation traumatique [...] qui envahirait le psychisme » (Denis, 2014). Cette précarité du fonctionnement du Moi questionne la qualité des assises narcissiques et la capacité d'intériorisation. En référence à l'aire transitionnelle de D. W. Winnicott, on interroge ainsi la capacité du jeune à pouvoir accepter l'entre-deux, ce qui suppose que les frontières entre le sujet et l'autre soient suffisamment claires.

De même, quand le corps seul, par cette fixation autour de la douleur, ne suffit plus à endiguer l'angoisse, des objets tels que la béquille ou le fauteuil prennent le relais.

Corentin fait part de sa représentation du masculin dans la famille *« les hommes de la famille sont comme des nounours à la guimauve, ils sont durs à l'extérieur, mais tout mous à l'intérieur »* pour ajouter ensuite *« moi je suis dur dur dur »*. L'introduction du fauteuil roulant dans son quotidien se comprend alors comme une nécessité de renforcer l'enveloppe, de se constituer une armure face à un environnement potentiellement menaçant. À la fois prison et armure, le fauteuil est pour l'adolescent une surface limitante et protectrice, objet qui lui permet d'asseoir son statut de malade dans la vie sociale, mais il est également celui qui réduit la mobilité et freine le processus d'autonomisation. Cela rappelle alors le bénéfice de la douleur dont parle P. Denis « qui restreint l'angoisse en même temps qu'elle limite la vie du sujet » (Denis, 2014).

Chez les patients douloureux chroniques, la problématique de la séparation avec les parents est quasi constante. Chez Corentin, par exemple, l'utilisation du « on » dans son discours montre le collage à l'entité familiale et principalement au couple parental. Sa famille est idéalisée, intouchable et non critiquable, il dira *"sans mes parents je ne suis rien"* et remettra en question le suivi psychothérapeutique, car *"depuis l'ADJ je parle avec ma mère, je lui dis tout. J'ai plein de choses à lui dire, mais là... rien"*. Chabert (2002) décrit très bien ce que nous constatons dans la clinique des jeunes douloureux chroniques : "il y a comme une surcharge aussi bien du côté des angoisses dépressives, de la peur de perdre l'amour, et du côté de l'Œdipe dont les formes s'avèrent peu structurantes et échouent dans leurs tentatives pour traiter l'ambivalence : or, plus les objets sont lourds, plus ils sont difficiles à déplacer, et c'est bien le poids des objets internes, parfois augmenté par les réactions effectives des parents réels, qui crée des situations d'immobilisme graves et alarmantes". L'immobilisme cité n'est pas sans rappeler l'impossibilité pour l'adolescent douloureux chronique de se mouvoir et de s'autonomiser, Corentin utilise souvent l'image *"je suis face à un mur qui ne cesse de grandir"* et a l'impression d'être *"en standby"*.

Le discours de ces patients met également en avant un sentiment de persécution et une méfiance importante vis-à-vis des soignants, des professeurs et de l'environnement dans son ensemble. Un Idéal du Moi fort et des pensées teintées de mégalomanie sont également perçus. Les défenses rigides telles que l'accrochage à la réalité externe, l'évitement de pensée, la répression des affects voire le clivage sont à l'œuvre et protègent l'adolescent d'un vécu émotionnel qu'il ne semble pas en mesure de mentaliser ni d'endiguer.

La douleur comme une défense aux dépens du processus d'individuation

L'observation de ces adolescents nous permet de comprendre une chose cruciale : avoir toujours quelque chose que l'on sent, ici la douleur, permet de se sentir vivant. Pireyre (2011) parle alors du sentiment de la continuité d'existence "qu'on pourrait définir, chez le bébé, comme la conviction qu'à tout instant la continuité de la vie sera réelle et se prolongera dans l'instant suivant même en cas de menace. C'est une sorte de sécurité intérieure qui nous dit qu'à la seconde suivante, nous serons toujours là et toujours « le même »". En pleine puberté où les transformations corporelles placent l'adolescent dans une position de spectateur passif, s'accrocher à un objet ou une croyance pour maintenir cette impression de mêmeté peut devenir une nécessité. Cette recherche de sécurité est d'autant plus importante que, comme nous dit Winnicott (1969), c'est sur un « sentiment d'exister suffisant » que repose la structuration du Moi. Les acquis de la période de latence sont également garants de ce sentiment continu d'existence. Or, « on sait depuis longtemps que face à une expérience dépassant les capacités de défense d'un individu, ce dernier peut avoir tendance à régresser, même partiellement, à des étapes antérieures de son développement psychoaffectif, pour lutter contre des angoisses impossibles à dépasser et qui, par exemple, attaquent ou déstabilisent certaines des sous-composantes de l'image du corps » (Pireyre, 2011). Ainsi, bien que régressive, la douleur apparaît parfois être une solution face aux fragilités narcissiques de l'adolescent, fragilités qui peuvent être transitoires, en lien avec les transformations pubertaires, ou plus structurelles. Pour autant, la douleur reste un problème, car en plus d'entraîner une souffrance réelle, elle immobilise et limite le jeune dans ses expériences. Alors que l'adolescence est une période d'ouverture sur le monde, d'inscription dans un groupe de pairs, d'expressions de désirs personnels et de choix, la douleur fige le processus d'autonomisation et d'individuation et renforce les liens de dépendance à l'environnement proche.

Ainsi, la souffrance somatique prend insidieusement la place d'un conflit encore impensable, souvent en lien avec le principe de séparation et d'individuation à cet âge. Dans le meilleur des cas, la demande d'aide formulée par l'adolescent aura pour effet d'ouvrir un accès à son monde interne et de favoriser la mise en mots de ce qui n'était pas pensable jusqu'à aujourd'hui.

Perspectives de prise en charge

À la suite du bilan, il est proposé à Corentin de participer au groupe à médiation corporelle composé de quatre adolescents. L'objectif est d'offrir un espace d'expérimentation de différentes sensations, pour amener le patient à diversifier ses ressentis, à connaître ou reconnaître ses sensations, ses endroits tendus ou détendus afin d'apprendre à mieux les gérer et à les partager au sein du groupe. Il est coanimé par un psychomotricien et un infirmier et se déroule sur un cycle de trois mois reconductible selon le projet de soin et la demande de l'adolescent. Le groupe se compose de quatre temps : un temps d'accueil, un temps d'action, un temps calme et un temps de reprise verbale. En mobilisant tout le corps, les situations amènent le patient à avoir une représentation plus globale et unifiée du corps, à l'investir de façon plus positive en s'appuyant sur ce qui marche, ce qui est confortable et agréable plutôt que les blocages ou difficultés.

Pendant le temps d'accueil, chaque participant assis sur son propre tapis est amené à partager son humeur du jour à l'aide de smileys. Il leur est rappelé que chaque consigne est adaptable en fonction de l'état émotionnel ou somatique de chacun.

Le temps d'expérimentation corporelle utilise diverses situations de mise en mouvement. Il peut s'agir de postures de yoga, de parcours psychomoteurs, de recherche d'équilibre, d'ancrage au sol, de parcours guidant guidé, de dialogue tonique… L'adolescent est invité à vivre seul ou en équipe les diverses propositions et à exprimer ses ressentis de façon plus ou moins formelle.

Ensuite, le temps calme invite le patient à la détente. Ils apprennent des techniques de respiration ou peuvent simplement l'observer et la sentir. Il peut aussi s'agir d'un temps de visualisation, avec des consignes favorisant la prise de conscience de son corps (empreinte, limites, poids, etc.), de sa respiration. On peut aussi proposer le passage d'une balle à texture, choisie par l'adolescent, pour renforcer l'impression des contours du corps. L'idée est de varier les expériences proposées afin que le jeune expérimente plusieurs façons de se relâcher, assis ou allongé et trouve ce qui lui convient le mieux. Il est aussi important de l'amener à vivre un mieux-être corporel, afin qu'il se rende compte que celui-ci est possible.

Enfin un dernier temps pour partager ses ressentis sur la séance avant de se dire au revoir.

Le travail du psychomotricien trouve sa spécificité dans la prise en charge de la prise de conscience du corps. Pireyre rappelle (2011) « la prise de conscience du corps est un phénomène qui se situe à l'interface de la sensibilité somato-viscérale et de l'image du corps. En permettant unc authentique reconnexion du patient avec son corps, avec ses émotions et éventuellement en relançant le processus d'association d'idées ; elle est un vrai processus thérapeutique. » Celle-ci, on l'a vu, est entravée dans le cas de douleur chronique. La médiation corporelle a pour vocation de reconnecter le patient avec ses ressentis corporels et ses émotions.

Au début de la prise en charge, Corentin adopte la posture de celui qui a mal et se positionne comme différent des autres. Il demande en permanence des adaptations pour les consignes gestuelles. Ses impressions sont centrées sur la possibilité ou non de faire l'exercice, si le mouvement amplifie la douleur ou non, que la zone douloureuse soit stimulée ou non. En répétant qu'il ne peut pas faire certaines choses, il donne l'impression de vouloir l'attention des coanimateurs par sa recherche de différence de traitement. Rassuré par la présence constante, par sa demande entendue, il s'autorise au fur et à mesure à faire comme les autres et à prendre la même place.

La prise de conscience du corps s'appuie sur deux mécanismes : l'attention portée à son corps et la stimulation sensorielle. Afin d'ouvrir la focalisation du patient sur sa douleur, des consignes attentionnelles ne se suffisent pas. Des stimulations sensorielles différentes sont alors à proposer au patient dans l'immobilité ou dans l'action : mobilisations passives, contractions/décontractions, vibrations, mouvements de coordination toniques, postures de yoga, jeux de respiration, de ballons ou toucher médiatisé à l'aide de balles, etc. Elles visent à mieux percevoir, entre autres, ses os, ses muscles, sa peau, ses organes, ses rythmes cardiaque et respiratoire.

Au sein du groupe, les patients partagent leurs ressentis afin de développer leurs représentations corporelles. Ils peuvent ainsi se rendre compte que chaque personne a une façon bien distincte de parler de ses ressentis et de son corps. Chaque patient peut s'appuyer sur les verbalisations des autres, ainsi trouver des mots, des images qui leur font écho. Le patient a la possibilité, sans risque de se tromper, de parler de son corps et de ses ressentis. Cela participe à l'appropriation de son corps et à trouver ainsi une identité corporelle différente de « je suis celui qui a mal ». En effet, le langage « devient le médiateur entre le corps et la psyché, il produit du sens, du raisonnement, de la logique, de la distanciation » (Giromini, 2017). Le reste du corps devient mobilisable et ouvre ainsi à une conscience corporelle plus unifiée et globale.

Par exemple, les postures de Yoga telles que celles du crocodile, du cobra, du chat, la montagne et de l'enfant mettent en action la torsion, l'extension, la flexion et l'étirement de sa colonne vertébrale donc de relier l'adolescent à son axe. La prise de conscience d'une même partie du corps dans différentes situations permet d'apprendre à mieux identifier ce qui change, donc ce qui reste et ainsi à connaître et reconnaître son corps, ses tensions, ses endroits détendus et ses limites d'amplitude. À travers la prise de conscience du corps en mouvement, l'adolescent se reconnecte progressivement à ses ressentis, à ses impressions et à ses sensations. Il comprend ses spécificités, ses ressemblances et ses différences avec ses pairs ou les coanimateurs, grâce à la comparaison dans la réalisation ou la verbalisation. Ce processus favorise le sentiment d'identité, car « la sensation ne suffit pas à elle-même. Si elle est nécessaire, c'est en tant que support d'un passage vers l'éprouvé, vers l'affect, vers la symbolisation ou la métaphorisation. C'est à cette condition seulement que proposer de « sentir son corps, éprouver des sensations, bouger son corps » peut devenir pour l'adolescent non seulement un plaisir et un moyen d'intégration, [...], mais aussi une possibilité d'appropriation subjective de soi » (Potel, 2012).

Corentin, s'il cherche à se différencier des autres par une demande d'adaptation des consignes, colle aussi beaucoup aux comportements et dires de ses pairs. Il a une crampe en même temps que l'un demande la même balle à picot que l'autre. Corentin diversifie au fur et à mesure des séances son vocabulaire pour parler de ses ressentis. Au début de la prise en charge, il trouve que *« ça fait mal, ça tire »*. Il lui est alors proposé de trouver l'amplitude minimum du mouvement pour que ce dernier reste confortable. Au fur et à mesure, il pourra trouver des images bien à lui et signe qu'il a accès à son corps. Comme après une contraction généralisée du corps, il verbalise son impression personnelle : *« c'est comme un drap qu'on a secoué et qui retombe »*.

Les coanimateurs participent aux mises en situation, tour à tour comme modèle pour les postures de Yoga ou comme participant lors des jeux. Le "faire ensemble" amène de la confiance. Une fois celle-ci installée, elle permet de proposer dans un deuxième temps des jeux à l'abord plus régressif.

En début de prise en charge, Corentin a besoin de maîtriser, de ne pas être pris au dépourvu. Il vient en séance et questionne l'utilité des exercices, cherche des solutions et des justifications anatomiques. Cet aspect le rassure. Lorsque les activités ludiques, plus régressives seront proposées, il se montrera friand, moins défendu. Par exemple, pour faire des bulles de savon, il saura alors varier l'amplitude ou la vitesse de sa respiration. Pris par le jeu, il ralentit sa respiration, se concentre sur l'activité proposée et trouve plus de calme.

Corentin est limité dans son amplitude articulaire. Une forte rigidité entrave la réalisation des mouvements surtout au niveau des jambes. La douleur entraîne des tensions musculaires autour de sa hanche, sa zone douloureuse. Il peut au fur et à mesure de la mise en pratique gagner en souplesse, en possibilité motrice et en confort. Il réalise les exercices avec plus d'aisance et de relâchement. Il souligne ce critère objectivable, ce qui montre concrètement ses progrès. Il a ainsi pu se sentir fier de ses mouvements retrouvés. Là où en l'absence de douleur il y avait du vide, Corentin peut désormais s'appuyer sur des sensations variées et complexes.

Toutefois, quand son quotidien est plus compliqué, en période de stress par exemple, il arrive en séance avec une posture affaissée, se plaignant d'avoir mal partout, *« comme un papy »*. Il exprime alors un besoin d'attention, une posture plus maternante de la part des coanimateurs.

L'apaisement ressenti dans la séance aide Corentin dans l'après-coup à retrouver une posture plus ancrée, plus sécure et il peut alors expliquer, comme en s'avouant à lui-même, qu'il est contrarié ou stressé. Même s'il se montre toujours défendu, il est davantage connecté à ses perceptions corporelles et aux émotions qui le traversent. Ce lien retrouvé ouvre alors l'accès à une intériorité.

Le suivi psychothérapeutique, proposé en parallèle du travail psychomoteur, vise le déploiement d'une pensée propre et le retour d'un accès à l'imaginaire quand celui-ci est bloqué. Il favorise l'émergence du plaisir à penser, à faire des liens, à jouer dans ce que Winnicott nomme l'espace transitionnel. Espace confidentiel d'accueil, de non-directivité, d'association libre et de non-jugement, le jeune peut s'engager dans la rencontre avec le thérapeute à son rythme, avec ses réticences et ses résistances, mais surtout dans la rencontre avec lui-même.

Au début du suivi, Corentin ne dit pas "je", mais "on », il ne dit pas "je suis", mais "j'ai fait". Il parle *"d'avancer, d'être immobile, de reculer"*, face à un souvenir d'enfance triste, il dit *« j'ai été percuté"* et dit *"ça remarche"* pour parler de la reprise scolaire. Cela donne à voir une représentation d'un être mécanique et une difficulté à se penser comme un sujet vivant et différencié. Au fur et à mesure, le "je" nait dans son discours, accompagné de souvenirs personnels, marquant ainsi le début du travail de subjectivation.

Par ailleurs, une injonction familiale est conscientisée *"il faut avancer et continuer à vivre",* cela, semble-t-il, aux dépens des émotions qui le traversent. D'où vient-elle ? Jusqu'à quelle génération remonte-t-elle ? Et surtout, de quoi protège-t-elle ?

C'est plus de trois mois après le début de la prise en charge que de nouvelles émotions apparaissent dans le discours de Corentin, notamment la tristesse et la peur. La colère ne règne plus en maître et un travail de lien entre affect et représentation commence prudemment.

Penser reste encore douloureux et Corentin verbalise à ce sujet *"la vision de mon grand-père décédé occupe toute la place dans ma pensée, je n'arrive plus à réfléchir"*.

Quand le projet de départ se concrétise, des douleurs refont surface, à la hanche et au genou, mais n'envahissent pas les processus de pensée et ne l'immobilisent plus. Elles sont comprises comme un mouvement de régression transitoire face aux émotions douloureuses liées à la séparation et au changement. À ce moment, un lien peut être verbalisé. À son départ, Corentin fait part d'une prise de conscience *"le mur à disparu, c'était mon grand-père"* et se met à pleurer. Il semblerait que ce soit là l'ébauche d'un travail de deuil sur la scène de son théâtre interne.

Conclusion

L'adolescence est une période de bouleversement qui met à mal les assises narcissiques de l'enfant en sortie de latence. Pour peu que celles-ci soient déjà fragiles, les mécanismes de défense peuvent s'avérer inopérants, engendrant alors une régression vers un fonctionnement plus archaïque, mais efficace. En effet, l'accrochage à la sensation douloureuse permet de conserver un sentiment de continuité d'existence qui aide à préserver l'intégrité du Moi. Néanmoins, c'est un mécanisme extrêmement coûteux et douloureux pour perdurer au quotidien. En favorisant l'intériorisation, la médiation corporelle ouvre l'accès à un travail psychothérapeutique dont l'objectif est de retrouver un plaisir à penser sur soi, à soi et pour soi. Au regard de notre clinique, la complémentarité de ces deux approches semble essentielle pour aborder ce type de problématique. Le travail pluridisciplinaire est une richesse pour prendre en charge le patient dans sa globalité et cela pourrait s'avérer bénéfique pour d'autres patients que les adolescents « douloureux chroniques ». En effet, les troubles en lien avec des assises narcissiques fragiles, des défaillances au niveau du système de pare-excitation ou encore des défauts de mentalisation pourraient bénéficier de cette double approche du fait qu'elle renforce l'enveloppe en même temps qu'elle nourrit une intériorité. Nous pensons alors à ces adolescents qui fonctionnent en faux-self, à ceux souffrant « d'hyperactivité" ou encore à ceux en refus scolaire anxieux où, par ailleurs, les vomissements et les maux de ventre sont l'expression somatique de difficultés existantes sur le plan intrapsychique.

Bibliographie

BRACONNIER, A.2005. L'adolescence aujourd'hui. Toulouse : Eres.

CHABERT, C.2002."Les parents intérieurs", *La Psychiatrie de l'enfant*, vol.45, p.379-391

DENIS, P. (2014). « Restriction de la douleur, douleur de la restriction », Revue Le carnet psy, 177, p. 37-40

GIROMINI, F. 2017. « La spécificité de la médiation en psychomotricité », Revue Enfance & Psy, 76, p.51-60

HAS (Haute autorité de santé), Douleur chronique : reconnaître le syndrome douloureux chronique, l'évaluer et orienter le patient. Consensus formalisé, Recommandations, décembre 2008

JAQUET, C. ; NEVEU, P. ; PIREYRE, E. ; DE SAINTE MAREVILLE, F. ; SCIALOM, P. 2014. Les liens corps esprit, Paris, Dunod.

LOUVEL, J.-P. ; & OMRAMA, M. 2015. « La douleur en psychomotricité », dans F. GIROMINI, J.-M. ALBARET, & P. SCIALOM (sous la direction de), Manuel d'enseignement de psychomotricité tome 3 Clinique et thérapeutique, Paris, De Boeck-Solal, p. 147-168.

LEBRETON, D. 2012. Anthropologie de la douleur, Paris, Métailié.

MARCELLI, D. ; CATHELINE, N. 2011. Ces adolescents qui évitent de penser. Pour une théorie du soin avec médiation, Erès.

MARTY, F. 2010. "Adolescence et émotion, une affaire de corps", Revue Enfance & Psy, 49, p.44-52

MARTY F. & CHAGNON, J.-Y., (2006), Identité et identification à l'adolescence, Encyclopédie Médico-Chirurgicale, Psychiatrie/Pédopsychiatrie, 37-213— A-30, Paris, Elsevier SAS.

PIREYRE, E. 2011. Clinique de l'image du corps : du vécu au concept, Paris, Dunod.

POTEL, C. 2012. Corps Brûlant, corps adolescent, Toulouse, Erès.

Interview d'un patient ayant souffert de douleurs chroniques invalidantes et hospitalisé au CMPA[1]

Dr Nicolas Girardon[2]

Observation de Vincent

Vincent a été hospitalisé en pédiatrie pendant un mois (CHU pédiatrique) pour bilan de douleurs à la hanche droite d'intensité croissante rapidement progressives avec des douleurs des membres inférieurs et des troubles vasomoteurs à l'orthostatisme depuis vingt jours, survenues dans les suites d'un traumatisme bénin (choc direct en faisant du buggy). Il ne se déplaçait plus qu'en fauteuil roulant.

Trois mois après le début des troubles douloureux une admission en Médecine Physique et Réadaptation (MPR) classique au Centre Médical et Pédagogique pour Adolescents (CMPA) est décidée en raison d'un refus de « psychiatrisation » en MPR-Pédopsychiatrie par l'enfant et ses parents. Il reste en MPR pendant sept mois puis la famille accepte son transfert dans une unité de pédopsychiatrie du CMPA, l'Unité de Traitement des Troubles de l'Affectivité et de la Cognition (U.T.T.A.C.), en raison de l'absence d'évolution des symptômes physiques et du décrochage scolaire persistant. Il sera prêt au bout de quelques mois à intégrer un programme scolaire en hôpital de jour psychiatrique Soins-Études. Il va rester au total deux ans et demi au CMPA.

---

[1] Centre Médical et Pédagogique pour Adolescents de Neufmoutiers en Brie, Fondation santé des étudiants de France
[2] Pédopsychiatre

La mère de Vincent a de lourds antécédents psychiatriques : troubles de l'humeur avec tentatives d'autolyse, multiples hospitalisations en psychiatrie pendant l'enfance de Vincent nécessitant parfois d'être séparée totalement de son fils pendant plusieurs mois dès l'âge de trois ans. Lorsqu'il arrive en MPR, Vincent dit que mis à part son fauteuil roulant il n'a « pas de problèmes ».

Du fait d'un refus catégorique de tout traitement psychotrope par les parents pour leur fils et surtout d'un transfert dans notre unité de double prise en charge, l'évolution physique n'est pas bonne tant qu'il reste en MPR ; on constate une relation d'interdépendance majeure entre Vincent et sa mère et une incapacité pour Vincent de nouer des relations avec les autres patients du service tandis que la scolarisation est impossible. Vincent est dans un profond déni de son incapacité à supporter la remise en situation scolaire pourtant très progressive qui lui est proposée. L'évolution sera beaucoup plus favorable pendant son passage à l'UTTAC en hospitalisation temps complet de semaine : programme de remédiation cognitive, mises en place d'un traitement antipsychotique à petite dose (Aripiprazole 5 mg), travail familial soutenu, bénéfices de la resocialisation médiatisée par les soignants, séances de psychomotricité et étayage institutionnel constant, travail familial soutenu avec groupe de psychoéducation pour les parents. Les douleurs disparaissent complètement et il se sépare rapidement de son fauteuil roulant. Il va reprendre sa scolarité en hôpital de jour psychiatrique Soins-Études où il passera son brevet des collèges avec succès avant de sortir définitivement avec un projet de lycée professionnel pour l'année suivante. Il tente d'expliquer sa bonne évolution : « Si on peut s'en sortir soi-même, les autres (enfants, adultes) peuvent s'en sortir aussi ».

Interview de Vincent

Dr Girardon : Bonjour, Vincent, merci d'avoir accepté cette interview. Je vais vous demander de nous expliquer dans quelles conditions vous êtes venu dans ce centre pour adolescents ?

V : C'est un peu compliqué. Tout d'abord, je suis passé par plusieurs étapes. J'ai été dans mon hôpital de ville pour essayer de diagnostiquer des douleurs qui étaient assez étranges, assez puissantes au niveau de la hanche droite. L'hôpital m'a prescrit des médicaments et m'a dit que je devais revenir si cela ne passait toujours pas. Ils pensaient que c'était un lumbago, mais ce n'est jamais passé. J'ai été à Necker, j'ai fait beaucoup d'examens, des ostéodensitométries, j'ai été hospitalisé plus d'un mois là-bas. J'ai fait beaucoup d'examens somatiques, mais en fin de compte ils n'ont pas trouvé ce que j'avais exactement et c'est là qu'ils ont décidé de m'adresser au Centre Médical et Pédagogique pour Adolescents pour essayer de faire de la rééducation intensive, avec plusieurs heures de kiné et de balnéothérapie par semaine. Au fur et à mesure de mon hospitalisation, j'ai évolué, je suis passé par beaucoup de services notamment le service post-aigu qui est un service somatique et ensuite par l'UTTAC qui est un service psychiatrique et maintenant, en phase de sortie, à l'Hôpital de Jour Psychiatrique.

Dr G : À partir de quel moment, vous avez eu ces douleurs à la hanche ? Est-ce qu'il y a eu un événement déclencheur ?

V : Il y a eu plusieurs choses, mais c'est flou. J'ai eu un choc de buggy il y a maintenant un certain temps, la douleur s'était fait ressentir, mais pas exactement aussi puissante qu'elle ne l'était un mois après où je l'ai eue au même endroit, mais en dix fois plus fort. C'est là que j'ai commencé à m'inquiéter et à me dire qu'il fallait que j'aille consulter.

Dr G : Juste après votre accident de buggy, vous n'aviez pas consulté ?

V : Tout de suite après non, car c'était douloureux comme quand on se prend un meuble ou une chose comme ça. Ça fait mal quelque temps puis ça s'arrête.

Dr G : Quand c'est réapparu, il ne s'est rien passé de particulier à ce moment-là ?

V : J'avais un peu mal au dos au début puis ça s'est amplifié très fort et ça s'est localisé sur la hanche. Je ne pouvais quasiment plus bouger. Je ne pouvais pas continuer donc j'ai décidé d'aller à l'hôpital.

Dr G : Est-ce que vous vous souvenez, à l'époque, d'un contexte scolaire difficile ou bien d'une ambiance à la maison compliquée ? Est-ce que vous avez aujourd'hui l'impression que cette douleur est apparue dans un contexte affectif, psychologique particulier ?

V : À l'époque non, pas spécialement, mais c'est vrai que c'était un peu compliqué chez moi. Ma mère était souvent à l'hôpital à cause de problèmes dans sa jeunesse. Mon père me prenait souvent sous son bras pour partir on ne sait pas trop où, mais on savait qu'on y allait en tout cas. Avec un peu de recul, je ne sais pas et je ne saurai toujours pas ce que j'ai exactement, mais je pense que ça peut être lié. En plus de l'hospitalisation, le fait que je sois enfermé ici tout le temps en fauteuil roulant, je pense que cela peut aggraver et c'est pour cela que ça ne s'est pas résolu aussi facilement que ça ne devrait l'être normalement.

Dr G : Oui, le fait d'être en fauteuil tout le temps ne vous a pas aidé, vous êtes resté en fauteuil plusieurs mois en post-aigu justement. Et un jour, qu'est-ce qui vous a décidé à changer d'unité pour faire un travail différent ?

V : Disons que ce n'est pas moi vraiment qui l'ai décidé, mais les médecins, mes parents, qui ont décidé de me changer de service pour être dirigé vers la psychiatrie à l'UTTAC et cela s'est fait comme ça. Je savais juste que je changeais de service.

Dr G : Donc vous l'avez un peu subi. Au début, vous étiez même assez hostile, assez opposant à cette idée de changer de service. Parce que vous aviez un peu peur de ce qui vous attendait ?

V : Je me suis demandé et puis comme la plupart des adolescents, je me disais que la psychiatrie est un lieu de fous, qu'on ne sait pas trop où on va, on ne connait pas trop et on n'en parle pas trop donc du coup c'est compliqué de se dire où je vais. J'étais très réticent à ce niveau-là et puis au fur et à mesure j'ai vu que ce n'était pas ce qu'on pensait et que c'était différent, qu'il y avait un travail qui était abordé de manière différente et qu'il y avait des choses bien qui se faisaient aussi là-bas.Dr G : D'ailleurs, vous avez découvert à l'UTTAC notamment, des techniques de travail qui étaient très différentes. Qu'est-ce que vous avez gardé comme souvenirs de cette unité par rapport aux médiations ?

V : Il y avait beaucoup d'ateliers qui ne me plaisaient pas. Je me souviens de plusieurs ateliers qui pour moi étaient longs et je ne comprenais pas pourquoi quelqu'un qui était en fauteuil et qui avait mal, le fait « d'empiler les cubes » ça allait servir à se remettre sur pied. Du coup, j'avais beaucoup de mal au début à faire ça. Avec du recul, un peu plus, on se dit qu'il y a des personnes qui en ont besoin, ce n'est peut-être pas mon cas pour celui-là, mais d'autres peuvent me servir, il faut essayer de grappiller un maximum de choses intéressantes et qui peuvent être bien pour l'avenir pour essayer de s'en sortir.

Dr G : Vous m'aviez dit un jour que ce qui vous avait aidé à aller mieux c'était de s'occuper de vous.

V : Quelque part oui, car j'étais très protecteur au niveau des autres même quand j'étais en post-aigu, j'aimais beaucoup m'occuper des autres et je me laissais un peu de côté, mais je voyais des personnes qui étaient dans un cas beaucoup plus grave que moi. Du coup, on a tendance à s'oublier un peu soi et aider les autres. L'UTTAC m'a aidé à me rendre compte qu'il fallait que je m'occupe de moi, car je n'avais pas non plus quelque chose d'anodin.

Dr G : Vous aviez notamment peut-être, vous avez fait allusion à cela, eu des occasions pour essayer d'aider votre maman quand elle avait eu des difficultés.

V : Il y en a eu plein, je n'ai pas forcément la mémoire claire, mais c'est vrai qu'il y avait énormément de choses compliquées à la maison et il fallait s'entraider entre nous, dans la famille on est très solidaires. J'aidais beaucoup ma maman comme je pouvais, car elle n'allait pas bien, cela me prenait beaucoup de temps.

Dr G : Pendant l'hospitalisation, quand elle a dû prendre la décision que vous veniez à l'UTTAC, là c'est elle qui a été aidante pour vous. Les rôles se sont de nouveau inversés.

V : Oui parce que quand j'étais plus jeune, j'aidais plus ma mère et quand j'étais dans cette situation-là, c'était plus elle qui m'aidait, car je n'avais pas trop le choix non plus. De là où j'étais, au moment où j'y étais, je ne pouvais rien faire personnellement, il fallait que je sois assisté quelque part.

DR G : Est-ce que, vis-à-vis, des autres patients, vous avez senti une évolution ? À partir du moment où vous êtes arrivé à l'UTTAC, est-ce que votre rapport avec le groupe des autres adolescents a changé ?

V : Je trouve que les patients c'est très important, j'insiste sur ce fait-là. Entre patients, même en s'occupant de soi, on s'entraide entre nous. C'est-à-dire que si quelqu'un tombe, on le relève forcément. C'est l'effet de groupe, l'effet de solidarité vu qu'on vit à peu près la même chose, on est tous à l'hôpital, on est tous en psychiatrie. On s'entraide entre nous dès que quelqu'un ne va pas bien, on va le voir, on va essayer de le conseiller par rapport à notre expérience à nous. On voit qu'on évolue entre nous, des personnes partent, d'autres reviennent. Le groupe change, c'est plus ou moins bien, mais les patients c'est très important. Partout où j'ai été à l'hôpital, c'est super important.

Dr G : Ils vous posaient des questions sur le fait que vous ayez encore eu un fauteuil quelque temps ? Vous aviez encore besoin de votre fauteuil pour vous reposer, qu'est-ce que vous leur répondiez quand ils vous posaient des questions là-dessus ?

V : Au début, on venait me poser beaucoup de questions, du coup je leur expliquais mon chemin et parfois des gens se sont sentis mieux, car ils se disaient qu'il y a pire qu'eux, comme moi quand j'étais en somatique. Je leur disais qu'il faut qu'on s'occupe de soi. C'est vrai qu'on me posait beaucoup de questions, je leur disais que j'étais là et que ça allait passer. Je ne m'en préoccupais pas spécialement. Je me voyais comme quelqu'un de normal, c'est juste que je ne me déplaçais pas comme les autres.

Dr G : Il y n'avait que vos douleurs qui vous gênaient. Par ailleurs, vous vous sentiez comme quelqu'un de tout à fait normal ?

V : Oui à part que je ne pouvais pas me lever parce que j'avais mal, mais je voyais que la douleur régressait, je me sentais de mieux en mieux du coup je me disais que c'était en train de passer. Donc oui, je me considérais comme quelqu'un de normal.

Dr G : Est-ce qu'on vous a donné des traitements médicamenteux ? Est-ce que certains vous ont apaisé à votre avis ?

V : Les médicaments antidouleurs me soulageaient quelque temps et après ça passait. Au niveau psychiatrique, j'avais eu des neuroleptiques, et à l'époque ça m'aidait pour que je sois plus calme, car je m'énervais très vite, du fait de ce qui se passait autour de moi. Il fallait apaiser la chose pour que cela se passe mieux et ces médicaments ont été là pour ça.

Dr G : Est-ce que vous ne pensez pas que vous avez peut-être souffert d'une sorte de stress un peu chronique et ce stress a pu se répercuter sur votre corps en provoquant ces douleurs de manière permanente. Ne pensez-vous pas qu'à l'époque vous étiez quand même plus tendu psychiquement, psychologiquement, qu'aujourd'hui ?

V : Oui je pense, mais ça a dû prolonger la chose c'est-à-dire que la douleur était physique au départ et puis au fur et à mesure du temps, du fait de l'ambiance, de l'état dans lequel j'étais, je pense que ça a dû prolonger, peut-être pas l'aggraver, car je voyais que ça régressait doucement, mais je voyais qu'il y avait quelque chose qui faisait que ça n'allait pas, que ça continuait de façon anormale.

Dr G : Vous allez bientôt quitter l'hôpital de jour, mais que conseillez-vous quand vous voyez de nouveaux patients dans le service ? Avez-vous encore envie d'être un aidant pour les nouveaux patients ou est-ce que vous arrivez à être plus réservé par rapport à votre spontanéité et votre générosité que l'on vous connaissait ?

V : Je suis toujours très aidant, mais je me restreins quand même, car sinon je pars très vite dans l'aide et dans ce cas-là je ne m'occupe plus de moi du tout, je m'occupe des autres. Je pense que c'est quand même important de s'entraider entre nous et je conseille de s'occuper de soi quand on va pas bien, mais quand on va mieux, s'occuper des autres s'ils vont moins bien. On avance en groupe. On voit quand il y a un groupe de patients bien défini, on sort à peu près tous en même temps, car quand il y en a un qui va un peu mieux que les autres, on s'élève tous ensemble.

Dr G : Vous vous sentez mieux dans votre corps maintenant ?

V : Oui, je remarche, je ne suis plus en fauteuil, je n'ai plus de douleur, je refais du sport notamment du tir à l'arc qui m'aide à m'apaiser. Le sport c'est très important pour se libérer. Je fais ce que j'ai envie.

Dr G : Vous avez des projets professionnels, car cela avait été l'objet de discussion, de savoir si vous restiez dans votre collège privé qui était un collège assez élitiste si mes souvenirs sont bons. Vous vouliez rester dans ce collège, mais vos parents nous avaient dit que vous aviez peut-être souffert d'une pression qui était assez redoutable. Je crois que depuis il s'est passé beaucoup de choses, vous avez beaucoup cheminé dans votre tête et vous avez un projet professionnel précis.

V : Je suis d'accord sur le fait que l'école privée dans laquelle j'étais cela n'allait pas, la pression, je ne vivais plus, je ne voyais plus mes weekends, je ne voyais plus mes mercredis après-midi, je ne faisais plus rien à part travailler. Je grattais des heures d'écriture, mais ça n'allait pas. Je ne m'en rendais pas compte sur le moment, c'est après. Grâce à ça, je me suis défini quelque chose et je ne voulais pas faire les mêmes erreurs. J'ai un projet très tracé, je veux aller dans la Marine, c'est quelque chose de longuement réfléchi pour éviter de faire les erreurs du passé.

Dr G : Et donc d'aller en internat scolaire ?

V : Oui en internat, car déjà cela ne me changera pas beaucoup du CMPA, car je suis resté quasiment trois ans en internat donc je me dis que je peux faire cela avec ce que j'aime.

Dr G : Vous avez également diversifié vos activités extrascolaires, vous avez des loisirs ?

V : Oui j'ai beaucoup de loisirs, après je fais très attention, je fais beaucoup de sport, car le tir à l'arc m'aide à la concentration. Je fais beaucoup de sport marin, car j'aime la mer.

Dr G : Pour conclure, voudriez-vous dire quelques mots qui vous viennent à l'esprit avant de nous quitter et de partir définitivement de l'établissement ?

V : Il y a un mot qui je pense me semble très important c'est la solidarité. La solidarité me semble extrêmement importante et l'entraide. Pas qu'entre patients, mais avec les soignants, les médecins, les kinésithérapeutes qui m'ont accompagné tout le long de mon périple au CMPA. La psychiatrie, il faut y aller pour voir ce que c'est. Si on reste sur ses idées, on ne peut pas avancer.

Dr G : Merci beaucoup Vincent et peut-être à une prochaine fois. Bonnes vacances méritées.

Médiations thérapeutiques. De l'utopie du corps à la création, Fragment d'un travail thérapeutique par des médiations artistiques

Pablo Votadoro[1]

Dans la prise en charge institutionnelle des patientes souffrant d'anorexie mentale, les médiations en particulier artistiques sont d'une importance capitale. Ceci, dans la mesure où le tiers médiateur s'avère indispensable au cadre de soin[2], mais aussi dans la potentialité créatrice de l'espace qu'il dégage[3]. Dans les approches institutionnelles, le cadre de soin n'est jamais que la possibilité d'aménager un espace potentiel, qui soit celui du jeu des relations et des rencontres, dans lequel la création s'avère concomitante d'une symbolisation, c'est-à-dire d'une production culturelle, trame d'un parcours subjectif.

C'est dans cet esprit que des espaces d'art-thérapie sont proposés à des patientes hospitalisées pour anorexie sévère dans le département de l'Institut Mutualiste Montsouris, pour permettre que la rencontre avec le soignant soit médiée par une production artistique.

---

[1] Psychiatre, docteur en psychologie, chercheur associé au CRPMS-Paris VII, Département de psychiatrie de l'adolescent et du jeune adulte, Institut Mutualiste Montsouris, Paris V.

[2] Jeammet P., « Contrat et contraintes : dimension psychologique de l'hospitalisation dans le traitement de l'anorexie mentale »; Psychologie française, 1984. 32, (5-6), p. 299-303

[3] Corcos M., « Le contrat de soins dans le traitement hospitalier de l'anorexie mentale : séparation-réappropriation-subjectivation », *Adolescence*, vol. n° 56, no. 2, 2006, p. 385-404.

Dans ce cadre, il arrive de rencontrer des patients qui ont ceci d'exemplaire qu'ils illustrent par leur talent tout un ensemble de problématiques psychopathologiques, que la représentation artistique symbolise, ou tout au moins lui donne une forme. Ce fut le cas pour Pauline, dont le parcours d'hospitalisation s'est joué entre trois espaces : celui du corps, celui de la relation et celui des médiations artistiques. Le plus remarquable aura été le cloisonnement qui aura permis leur cohabitation, comme autant de lieux d'investissements, pour se décloisonner dans un élan final donnant à voir les personnages en terre, qu'elle aura modelés sur plus d'un an qu'aura duré son séjour. Le travail qui s'est dévoilé à la fin illustre métaphoriquement la transformation psychique dans un mouvement de passage du médium corporel vers le culturel, qui est aussi la projection de l'utopie du corps vers la réalité externe.

Tableau clinique

Espace du corps

Pauline a 14 ans, elle est arrivée à l'hôpital à Noël, pour anorexie mentale sévère, avec un indice de masse corporelle autour de 12 kg/m^2. Aussitôt arrivée est instauré, avec sa famille, un contrat de soin sous forme de contrat de poids : un poids pour sortir de l'hôpital et un poids intermédiaire pour sortir d'un temps dit de « séparation ».

Elle a mis 7 mois pour commencer à sortir du silence dans lequel l'avait incarcéré son cercle familial. Le climat austère institué par un père artisan taiseux, une mère enseignante timide, pouvait être perturbé par un petit frère de 8 ans s'agitant en électron libre à l'occasion. Sur cette période, son poids a progressé en forme de droite, avec une pente constante, digne des fonctions affines des années collège. Elle sort de séparation mathématiquement après deux mois de prise pondérale à l'allure de 2,4 kg par mois, à la force du poignet. Au changement d'interne, on note une pause, un passage difficile. Après ce petit fléchissement, ça repart jusqu'à l'été. Avec les beaux jours, la situation est tout autre. Les vacances d'été dans le viseur, l'enjeu serait de goûter à la vie sociale, mais rien n'est vraiment encore possible en dehors de l'hôpital. Elle perd du poids, nous obligeant à la faire partir au camping préféré de la famille, un peu malgré elle. Après plus de six mois de stagnation du poids, dessinant une courbe en vague, très tourmentée en septembre pour cause de dépression, puis en forme de houle en février quand elle allait mieux. Le deuxième Noël passe inaperçu avec l'hiver. Nous voilà au printemps, et le fait qu'elle n'ait pas atteint son poids de sortie est de plus en plus criant.

Espace de parole

C'est alors que les art-thérapeutes nous interpellent pour nous signaler la qualité du travail de cette patiente au cours de son séjour. Tout était là. D'un côté l'évolution visible de l'élaboration psychique, où Pauline avait pu se projeter sur un futur rêvé de femme puis de mère. De l'autre, un corps qui avait pu retrouver la vie, et enfin l'espace des entretiens où s'était cristallisé le silence. Les mots ont manqué malgré des regards, des gestes, et les émotions, bien que peu à peu des paroles ont pu surgir. Même dans ce cas, ce qu'elle réussit à libérer, tourne autour de l'ineffable : un deuil familial, puis celui d'un camarade, et enfin un baiser volé, qui avait scellé la bouche. La série d'effractions jalonnant son histoire sonnait comme autant d'explosions au milieu d'un silence assourdissant. Mais voilà, en cloisonnant les espaces, permis en cela par l'institution, le silence avait fini par déserter le corps, en se transférant sur les soignants, dégageant un espace potentiel : celui de l'art-thérapie. Sur ce constat, nous décidons pour Pâques de mettre un terme à ce séjour. En effet, depuis quelques semaines s'était mis en place un aménagement scolaire, avec un emploi du temps allégé en P.A.I.[4], la moitié de la semaine est passée à l'hôpital, l'autre moitié chez elle en allant à l'école, ce que nous appelons un « séquentiel ». Alors, quand les vacances de Pâques se dessinent à l'horizon nous commençons à en parler. Pauline arrive en entretien résolue à avoir ses quinze jours de vacances. Elle s'y est préparée, nous sommes prévenus. Mais la négociation tourne court: nous lui proposons une sortie en soulignant son parcours artistique remarquable. Son visage s'éclaire, ses yeux deviennent humides, son sourire se remplit de joie. Deux semaines plus tard, Pauline atteint son poids de sortie et sort quelques

[4] P.A.I. : « Projet d'accueil individualisé » procédure administrative propre à l'Éducation Nationale permettant l'aménagement de l'emploi du temps scolaire.

jours après comme prévu. Comprenons bien, c'est notre décision de sortie qui lui a permis d'atteindre le poids et pas le contraire, confirmant ainsi que ce qui lui aura été restitué aura parachevé l'élaboration. L'authentification de cheminement subjectif.

Espace de création

Du travail en art-thérapie décrit par Déborah Zacot et Barbara Maison[5], mené en transformant l'argile brute en figures humaines, sur les mois qu'aura duré son séjour, nous retiendrons quatre séries de productions significatives décrites dans leur ordre chronologique :

1) Tout d'abord, le buste impassible d'une jeune femme, digne des premières représentations du bas Moyen âge, que Pauline baptisera « méduse ».
2) La deuxième production sera la série de photophores, ces bustes vides prêts à recevoir la chaleur d'une bougie, dont le plus impressionnant sera celui qu'elle nomme « Dark Vador », personnage incarnant la noirceur de la haine, avec une grille à la place de la bouche.
3) La troisième se compose d'une série de femmes d'abord recroquevillées puis se déployant pour devenir une femme enceinte jusqu'à s'incarner dans un centaure féminin bandant un arc. Pour réussir cette dernière représentation, il aura fallu la dédoubler d'un petit cheval de trait qui était non seulement son projet initial, mais qui, de plus, devait être destiné à sa mère.
4) La quatrième série s'inspirera d'une référence religieuse, en mettant en scène la Sainte Famille: debout, une Marie, un Joseph, accompagnés d'un nouveau-né.

Cette évolution chronologique montre combien sur le levier de la maternité, se condensent les thèmes du féminin et du sujet, de la famille et du sexuel, de la naissance et de la culture, avec en point d'orgue la création[6]. Mais ici c'est sur un autre aspect que l'on voudrait insister: celui du lieu. Pour cela, il faut ajouter

---

[5] Maison B., Zacot D., « Naissance de soi par la terre », CarnetPsy, n212, 2017/9, p.36-41

[6] Votadoro P. « De Noel à Pâques le temps du remplissage, commentaires sur les productions de Pauline en art-thérapie » CarnetPsy, n212, 2017/9, p.41-44

que parallèlement à ces créations prenant le corps pour objet, Pauline a patiemment, en tandem avec une autre patiente, mené un autre projet : celui de la reconstitution d'un appartement. Avec minutie, de la chambre à la cuisine, chaque pièce a été représentée avec ses aménagements dans leurs moindres détails, dont nous retiendrons la séquence du contenu au contenant. Car cette habitation a d'abord été élaborée à partir des meubles et des appareils ménagers, des tapis et des ustensiles de cuisine, avant de s'achever par les cloisons et les murs d'enceinte.

Interprétation

Si d'après Guy Deniau, une œuvre artistique constitue une interprétation du réel[7], elle ne se donne pas pour autant dans une signification explicite. En fait, pour Paul Ricœur[8], c'est en octroyant une forme à une problématique, en jouant sur la polysémie des symboles, autant qu'en les mettant en intrigue, c'est-à-dire dans une dynamique processuelle, que l'œuvre s'offre à la lecture. Dans ce cas, interpréter une production artistique, revient à faire le commentaire d'un commentaire, ce qui est pour Ricœur la définition de l'interprétation.

En suivant le fil du corps creux, en attente d'une flamme, au ventre maternel, jusqu'à la maison, une autre lecture de l'ensemble de ces productions serait possible. Considérant le processus, plus que les symboles, ce qui s'est figuré, et qui a pris le corps comme support, aura été une réflexion sur le lieu du sujet. En effet, la question, à ce point fondamentale pour Pauline, se déduit de la coïncidence entre l'achèvement des murs de sa maison et la production de figure de la femme enceinte, qui s'avère dans le processus une condition de la possibilité de devenir mère. Cette analyse tend à confirmer la solidarité psychique entre l'enfant que la mère porte et le portage que la mère aura expérimenté dans son enfance. Toutefois, si correspondance il y a, elle se situe aussi dans la création du sujet, ou dans la capacité à s'inventer un avenir qui ne soit plus un destin, un *daïmon* grec, dessiné par les dieux. Sur le vide

[7] Deniau G. Qu'est-ce qu'interpréter ? Chemins philosophiques, Paris, Vrin, 2005

[8] Ricoeur P., *Temps et récit 1, l'intrigue et le récit historique*, Seuil, Paris, 1983

intérieur des photophores, malgré la bouche condamnée au silence d'un « Dark Vador », Pauline aura pu imaginer une naissance, celle d'un sujet qui prendrait appui sur un corps suffisamment solide. Le contenu n'est plus l'essentiel. À partir du silence régnant entre les murs, c'est le contenant qui autorise à se penser, non plus pour ce qu'il n'a pas, mais dans ce qu'il peut permettre de devenir.

Le corps support

Aborder la clinique de l'anorexie mentale par le symptôme, conduit à observer un trouble des conduites par ses effets. En effet, d'un point de vue comportemental : l'hyporéxie, l'hyperactivité, voire les vomissements peuvent se voir, mais sont généralement dissimulés et en tout cas déniés. En revanche, sont visibles l'amaigrissement, la dysmorphophobie, voire l'aménorrhée qui ne se cachent pas. On pourrait dire ainsi que ce qui saute aux yeux dans l'anorexie mentale serait le corps cachectique qui se donne à voir. Non pas comme un défi, mais dans le faux-semblant du déni, la maigreur se signale en contraste d'un comportement d'allure normale. Cette incohérence dans la définition d'un soi social, représente une transgression aux yeux de la sociologie interactionniste. Ce qui déclenche des réactions de malaise dans le théâtre des relations quotidiennes, voire des ruptures dans la relation[9]. Pris dans le comportement, le corps signale un malaise, qui ne peut être pris isolément. En effet, la clinique de l'adolescent se caractérise par une tendance à l'externalisation[10], dans la mesure où elle demeure dans le prolongement de l'enfance, fondamentalement relationnelle. C'est pourquoi méthodologiquement nous avons proposé de la considérer comme « scène clinique », dans la mesure où les différents protagonistes de la sphère affective sont pris pour leur imago dans un jeu, mis en scène par les projections inconscientes[11]. Sur cette scène relationnelle, les interactions empruntent

[9] Goffman E. *Mise en scène de la vie quotidienne, la présentation de soi, T1*, éditions de Minuit, Paris, 1973

[10] Jeammet P. « Réalité interne, réalité externe », Revue française de psychanalyse, tome XLIV, Mai-Août, 1980, p.481-521

[11] Votadoro P. « Clinique du pouvoir à l'adolescence », *Enfances et psy*, n° 36, 2007, p. 154-164

la parole et le corps, comme autant de canaux prédéterminés par l'univers social. Ainsi contextualisé, ce qui passe pour de l'agir, accède au statut de l'interagir, ce qui transforme le silence en conflit, et finalement le regard en écoute. Cependant, cette mise en scène du corps anorectique ne peut se résumer au conflit d'emprise autour de ce qui se mange ou pas, car ce qui se dégage de la problématique prise dans sa dimension symbolique serait un enjeu de pureté. Sa proximité avec l'ascétisme religieux en serait une première preuve[12], les formes culturelles de l'anorexie, en particulier asiatiques qui relèguent les questions de poids au rang de rationalisation, en constitueraient une seconde[13], enfin la fuite devant le sexuel génital en serait la troisième. L'anorexie représente une crainte de la souillure, qui s'avère un refus de la relation, autant que sa détresse. Par ailleurs, Donald W. Winnicott[14] montre comment dans certains cas à l'adolescence le corps peut rester l'objet d'un autre. C'est justement là que se trouve l'expérience d'abandon, celle qui plonge le sujet dans une solitude radicale d'être le sujet d'un autre absent, car quand cet autre n'est pas là, on n'existe plus. Il y a bien eu des fragments de relations pleines et entières, mais sans espace pour le désir, qui suppose du manque, alors quand la séparation — découlant de l'impératif culturel de devenir autonome — s'impose brutalement elle devient coupure, amputation. Et justement, si la voie de l'indépendance consiste à se défaire de ce désir qui emprisonne, de cet autre qui empiète, la souillure dans le corps représente une intrusion dans l'esprit de l'adolescent. S'affranchir de l'autre au niveau du discours, consiste à s'autonomiser de celui qui parle pour lui, pour son bien, qui prend la parole, la sienne. Se libérer au niveau du corps revient à se différencier de qui dicte ce qui est sain, de qui évalue ce qui est beau et qui donne à manger. S'approprier son corps, intégrer les différentes unités corporelles, les diverses composantes de sa personnalité, définit la

[12] Raimbault G. Eliacheff C. « Catherine de Sienne docteur de l'Église », in *Les indomptables, figures de l'anorexie*, O. Jacob 1989

[13] American Psychiatric Association. *Diagnostic and statistical manual of mental disorders* (5th ed.). Arlington, VA: American Psychiatric Publishing, 2013

[14] Winnicott D.W. (1970) « Sur le corps et le self », in : *La crainte de l'effondrement et autres situations cliniques,* trad. Kalmanovitch J. & Gribinski M., Gallimard, Paris, 1989, p.264-291

notion de personnalisation pour Winnicott[15]. Située de la sorte, la personnalisation du corps pubertaire constitue un travail d'intégration psychique, tandis que sur la scène sociale, celui du corps adolescent s'avère un enjeu conflictuel, qui dans l'anorexie, devient le terrain d'une protestation qui ne dit pas son nom. Au fond, ce qui se déroule sur la scène clinique de l'anorexie, relèverait de la mise en forme d'un refus de l'autre, tout autant que son appel. Le corps devient alors le support d'un indicible qui conjugue une demande et un refus de l'autre, une appropriation de son corps autant que son rejet, sa libération autant que son aliénation. Le déni serait alors autant un obstacle à la compréhension, que la marque de son irreprésentable. Dans la relation, le corps décharné est un médium.

Médiation

Si dans l'anorexie mentale, le corps cachectique constitue un médium, l'enjeu thérapeutique consistera dans le passage d'un médium à l'autre pour faire jouer le déplacement et la projection. Cela se conçoit d'autant plus que le choix du verbe de façon exclusive par les thérapies ne peut être opérant quand la parole est disqualifiée, ou quand le sujet se trouve face à l'irreprésentable. La clinique de la phobie adolescente en est une bonne illustration, lorsque la peur envahit l'espace d'une menace indescriptible et que l'objet de la peur devient totalement irrationnel[16]. Dans le champ d'une relation, le médium, en se rapprochant du corps, et dans une proximité avec lui, comme c'est le cas avec la terre, peut devenir un support de projection. Mais plus encore, par sympathie, il vient à incarner une doublure corporelle, un avatar qui se prête alors à la mise en forme. Il ne se conçoit que dans l'espace relationnel, qui par le soutien transférentiel qu'il propose, crée un espace de jeu. On mesure toutes les dimensions de ce soutien, que ce soit *le holding*, *le handling*, ou l'*object presenting*, jusqu'au miroir du regard thérapeutique qui permet de créer l'aire d'illusion néces-

---

[15] Winnicott D.W. « Développement affectif primaire », 1945 *de la pédiatrie à la psychanalyse, Paris*, Payot, 1971, p. 33-47

[16] Votadoro P., Piot M.A. « Quand les adolescents ont peur. Peurs phobiques à l'adolescence », *Enfances & Psy*, vol. 65, no. 1, 2015, p. 57-70

saire au jeu créatif[17]. Dans ce champ, la médiation prend place en tant que tiers, puisqu'elle fixe le cadre de la rencontre et déplace l'épicentre de la relation à côté du corps. Dans l'anorexie, ce jeu symbolique va donner vie à l'argile, ou l'œuvre artistique, pour en faire le support de ce que le corps avait jusqu'ici porté : une utopie.

Corps utopique

Finalement, ce que l'anorexie nous apprend sur le corps pourrait se limiter à un résumé de l'utopie occidentale, si on considère que c'est dans cette aire culturelle qu'elle a cours[18]. Le corps victime de l'utopie contemporaine y résisterait en opposant sa matérialité aux logiques esthétiques et médicales qui le façonnent. Et c'est bien sous cet angle que les campagnes de prévention récentes se développent, prenant pour cible l'image corporelle dans les médias[19]. Mais, comme le fait remarquer Michel Foucault, le corps ne s'oppose pas à l'utopie, il est aux origines de toutes les utopies, puisqu'il est au carrefour du monde, des rêves et du sacré. Toutefois, il se trouve que parfois la virtualité utopique déborde la matérialité du corps, au point de transformer la chair en une substance malléable prête à coller aux modèles idéaux, sociaux ou sacrés. Opposer le corps à l'utopie est un peu vite oublier que le corps est non seulement au cœur des utopies, mais constitue une utopie lui-même, puisqu'il n'est nulle part et ailleurs. « Mon corps, en fait, il est toujours ailleurs, il est lié à tous les ailleurs du monde et à vrai

---

[17] Winnicott D.W. (1971) « Le rôle de miroir de la mère et de sa famille dans le développement de l'enfant », in : *Jeu et réalité,* trad. Monod C. et Pontalis J.B. Gallimard, Paris, 1976, p.153-163

[18] Foucault M., « Le corps utopique », conférence radiophonique du 21 décembre 1966.
Disponible/youtube : https://www.youtube.com/watch?v=NSNkxvGlUNY

[19] Les pouvoirs publics préoccupés par les risques de promotion de modèles morbides ont légiféré en 2016. La loi de santé dont les décrets d'applications ont été publiés le 5 mai 2017 prévoit l'obligation pour les mannequins d'un certificat médical pour pouvoir participer à un défilé de mode et aux journaux publiant des photos de mode de notifier les modifications. (Décret n° 2017-738 du 4 mai 2017 relatif aux photographies à usage commercial de mannequins dont l'apparence corporelle a été modifiée). L'Italie, l'Espagne, Israël, le Chili et la Belgique ont aussi pris des dispositions législatives ou réglementaires similaires.

dire il est ailleurs que dans le monde »[20]. D'après cette conception, le miroir et le cadavre, comme le corps à corps amoureux, le toucher, le regard, au travers de la sensorialité permettent de retrouver un espace propre, qui ne soit pas un non-lieu imaginaire, une âme immaculée (dysmorphophobique, ascétique, stérile, étanche) : une pure utopie. En d'autres mots, réduire le corps au cadavre, chercher son image dans le miroir, serait le processus subjectif consistant à se trouver quelque part la matérialité, qui ne serait qu'un lieu possible où le corps se libère de l'utopie de soi dans le regard de l'autre, celui de la société, celui des parents, enfin celui du maternel qui vous fait exister[21].

Conclusion : l'utopie de Pauline

La médiation doit alors permettre de devenir le lieu concret de l'utopie. Comme pour Pauline, l'argile aura été le support de ses rêves. C'est dans ces allers-retours de la terre à la chair, du maternel au sublimatoire, de la table de la salle à manger à celle de l'entretien, que progressivement l'ineffable logé dans le corps a pu se déposer dans les interstices de la parole, dégageant ainsi un espace utopique rempli des symboles du rêve et de création de soi. Quand le corps de Pauline se sera libéré du silence de l'autre, il aura pu déposer son utopie sur le support de la médiation porté par le regard d'un autre. Le corps retrouve ainsi dans l'utopie même de la création, la concrétude d'un lieu. Libéré du silence et de l'utopie, de ce quelque chose d'indicible logé dans le corps propre, un espace subjectif aura pu advenir dans ce lieu redevenu matériel, vérifiant ainsi le : "*wo es war, soll ich werden*" freudien, formule de naissance du sujet suivant Jacques Lacan[22] : « là où quelque chose était, le sujet peut advenir ».

---

[20] Foucault M., « Le corps utopique », conférence radiophonique du 21 décembre 1966.
Disponible/youtube : https://www.youtube.com/watch?v=NSNkxvGlUNY

[21] Winnicott D.W. (1971) « Le rôle de miroir de la mère et de sa famille dans le développement de l'enfant », in : *Jeu et réalité,* trad. Monod C. et Pontalis J.B. Gallimard, Paris, 1976, p.153-163

[22] Lacan J. (1955) La Chose freudienne, ou Sens du retour à Freud en psychanalyse ", *Ecrits,* Seuil, Paris, p. 401-436.

Effets boomerang d'un passage à l'acte autoagressif d'une jeune adulte

Mélanie Margot[1]

Présentation de l'unité

Il y a une douzaine d'années, la Fondation Santé des Etudiants de France a ouvert au Centre Médical et Pédagogique pour Adolescents de Neufmoutiers-en — Brie (CMPA), une unité de double prise en charge appelée MPR Psy.

Notre unité, fondée sur la collaboration entre services de médecine physique et réadaptation et de pédopsychiatrie, a la particularité d'être à mi-chemin entre les soins de rééducation physiques et les soins psychiques.

Celle-ci accueille à temps complet quatorze adolescents, âgés de onze à vingt-trois ans, souffrant de troubles somatoformes complexes, mais également ayant commis un geste suicidaire violent (précipitation d'un lieu élevé le plus souvent).

Chaque patient admis se voit proposer une prise en charge pluridisciplinaire qui passe par l'articulation de soins somatiques et psychiques, individuels et/ou collectifs auxquels s'associe une évaluation pour la poursuite ou la reprise de la scolarité, qui pourra être aménagée et adaptée en fonction de chacun.

Ainsi, la temporalité va être précieuse pour les phases de reconstruction familiale, pour la mise en place éventuelle d'un traitement psychiatrique, une rescolarisation, la préparation du retour progressif au domicile familial, l'annonce du diagnostic

[1]Psychologue clinicienne, C.M.P.A de Neufmoutiers-en-Brie, Fondation Santé des Etudiants de France.

psychiatrique, de séquelles physiques ou de handicap, et de projet d'avenir et de sortie de l'unité.

Introduction

Le corps constitue notre identité, nous naissons dans celui-ci, vivons et nous construisons à travers lui.

Qu'il soit masculin ou féminin, petit ou grand, gros ou maigre, sain ou malade, c'est un corps que nous ne choisissons pas.

Selon A. Birraux (Birraux, 2010), lorsque le handicap survient à l'adolescence, période dont la spécificité est de séparer l'enfance de l'âge adulte, en ce sens qu'elle permet le passage de la dépendance à l'autonomie, celui-ci vient bouleverser l'équilibre déjà fragilisé par les nombreux remaniements que requiert ce cheminement.

Considérée comme un moment de transition, l'adolescence soulève la question de l'identité sous-tendue par les modifications pubertaires, à travers lesquelles le sujet ne se reconnaît plus dans son propre corps.

Aussi, bien qu'il n'existe pas de psychopathologie spécifique chez l'adolescent suicidaire, nous retrouvons un certain déséquilibre de la problématique identitaire qui s'accompagne d'une grande souffrance liée à la non-acceptation de soi.

La défenestration volontaire vise une autoagression avec une intention de finalité. « Le désespoir » apparaît comme le motif de la tentative, c'est lui qui conduit au passage à l'acte. Il est le reflet de la violence et de la perturbation psychique que subit le jeune chez qui le suicide devient alors une solution unique.

Dans l'après-coup, la tentative vient en quelque sorte s'inscrire comme un « rattrapage » de ce qui était impossible et il devient possible en ce sens, de chercher de l'aide auprès de son entourage.

Or, quand l'adolescent connaît une altération de ses capacités d'autoconservation qui va le conduire à mettre en acte son corps au point de le meurtrir, ce corps va devenir douloureux, abîmé, transformé réclamant des soins particuliers, quotidiens, parfois invasifs, tourmentant sans cesse l'individu qui doit alors subir des interventions, des déformations, prendre des traitements sans relâche.

Le corps autrefois malmené par les automutilations, les prises de risque, la défenestration, peut alors inverser le cours des événements pour devenir à son tour persécuteur, dans un moment où le plus grand soin lui est accordé, prodigué.

Nous évoquons ici l'impact d'un geste autoagressif mettant en jeu la personne physique et psychique, dans un mouvement du corps qui semble se rapprocher de l'effet d'un boomerang.

Cet objet dont la définition nous parle de « l'effet contraire aux intentions de l'auteur, allant à l'encontre de son objectif », nous laisse imaginer un individu qui lancerait « haut et fort » cet objet qui reviendrait vers lui de manière rapide et intense impliquant des conséquences négatives ; en d'autres termes, un adolescent qui lancerait son corps dans le vide et dont la violence du choc au sol induirait des répercussions physiques, motrices et psychiques sur sa vie et celle de son entourage.

Olivia, 19 ans

Olivia est une jeune adulte âgée de dix-neuf ans, elle est la seconde d'une fratrie de trois enfants avec une sœur aînée de vingt ans et un frère de seize ans.

Son père est agent technique et sa mère assistante maternelle.

Scolarisée en classe de terminale littéraire, elle semble en difficulté au sein de ses relations avec ses camarades dont elle est souvent le « bouc émissaire », privilégiant des relations exclusives. Elle n'a que peu d'amis.

Les difficultés relationnelles sont anciennes, elles ont quasi toujours existé, dès la maternelle, et ont été majorées à la naissance de son frère. Olivia pouvait ainsi donner des coups de poing dans le ventre de sa mère pendant la grossesse, s'arracher les cheveux, ou encore se taper la tête par terre…

C'était une petite fille très proche de sa mère et l'arrivée d'un autre enfant au sein de la famille s'est avérée compliquée à gérer, ce qui a donné lieu à la mise en place d'une thérapie familiale temporaire. Olivia est restée suivie près de quatre ans par le Réseau d'Aides Spécialisées aux Elèves en Difficulté (RASED) et le Centre Médico Psycho Pédagogique (CMPP) de son secteur.

Aux alentours de 7/8 ans, une hyperactivité légère est repérée, mais non traitée, puis lors de son année de CM1 (elle a alors neuf ans), des crises dites clastiques se répétant, Olivia se voit confiée à ses grands-parents maternels pour une année.

À partir de septembre 2014, un traitement pour syndrome anxiodépressif est mis en place ainsi qu'un suivi par un psychiatre en libéral, mais les troubles psychiques s'aggravent en 2015 et Olivia fait deux tentatives d'autolyse par phlébotomie entraînant une hospitalisation en psychiatrie de deux mois.

C'est début 2016 qu'elle passe à l'acte en se précipitant du toit de son lycée, faisant une chute de dix mètres, avec un scénario préétabli et une décision du geste prise pendant le transport en bus quelques heures plus tôt.

Transportée médicalement puis héliportée, elle souffre d'un polytraumatisme avec une atteinte du rachis lombaire et du sacrum induisant un syndrome de la queue de cheval[2]. Son évolution médicale est marquée par cinq interventions chirurgicales en un mois.

L'hospitalisation en MPR Psy d'Olivia

Stabilisée médicalement, Olivia nous est adressée.

Suite à un entretien de préadmission mené par le psychiatre de liaison et le médecin de rééducation, elle intègre l'unité de double prise en charge. À son arrivée, c'est une jeune femme fatiguée, encore sidérée de la violence de son geste, mais dans l'échange avec les soignants.

Ses journées sont ponctuées de soins, de moments de repos et de visites de ses proches, ce qui la rassure, l'étaye et lui permet de se tenir à distance d'une trop importante mentalisation des conséquences de son geste.

Les blessures physiques et motrices lui imposent un alitement strict qui s'accompagne d'un état de dépendance complet, la contenant et lui permettant de s'autoriser une certaine régression.

Les soignants, les thérapeutes, les médecins, sa famille sont à son chevet, venant confirmer le ressenti inconscient d'Olivia « qu'il fallait offrir son corps pour que l'on s'occupe d'elle ».

---

[2] Le syndrome de la queue de cheval est un ensemble de troubles survenant lors de la compression des racines nerveuses situées dans le bas du dos. Émergeant de la moelle épinière au niveau des vertèbres lombaires, ces racines nerveuses ont l'aspect d'une queue de cheval.

Tout se passe alors comme si ce corps meurtri et douloureux était le prix à payer, la « rançon » du mieux-être, soit la partie désagréable de quelque chose d'agréable, l'inscrivant ainsi dans une phase de dépendance physique en lien avec les soins.

Olivia parait soulagée, sécurisée et apaisée par son hospitalisation. Son geste est comme une concrétisation d'un besoin qui n'avait pas trouvé de réponse. Toutefois, l'accident et l'entrée au centre de rééducation mettent l'accent sur la blessure somatique et masquent la souffrance psychique. Il est alors nécessaire de montrer notre disponibilité médicale, mentale, sociale et lui permettre de donner du sens à ce qui n'en a pas encore.

L'équipe en charge de cette jeune adulte va favoriser une certaine liberté de parole afin que s'installe une relation de confiance indispensable pour prodiguer les soins les plus intimes ou douloureux, mais également pour améliorer le quotidien de celle-ci.

Les entretiens familiaux réguliers en présence de la patiente et de ses parents, menés par le médecin de rééducation et le psychiatre, vont permettre l'intégration du corps nouveau avec ses conséquences motrices, mais également de mettre en lumière les souffrances de l'enfance qui ne sont pas cicatrisées.

Or la mère d'Olivia ne parvient pas à faire de liens entre le passage à l'acte de sa fille et les difficultés rencontrées lors de son plus jeune âge. Quant à son père, présent physiquement aux rencontres, il reste en retrait et ne se prononce que très peu.

Les parents rationalisent les circonstances de l'acte suicidaire, mettant en avant des difficultés scolaires depuis la seconde, qui s'aggravent surtout en classe de première, laquelle sera redoublée.

C'est au cours d'une longue période de déni de ses séquelles motrices qu'Olivia va énormément progresser et retrouver une certaine autonomie, notamment avec son passage en fauteuil roulant.

Au fil du temps, les progrès moteurs sont visibles, Olivia utilise un déambulateur pour ses déplacements, mais des troubles vésico sphinctériens vont persister nécessitant une nouvelle intervention chirurgicale (la sixième).

L'été 2016 passe, l'humeur d'Olivia est stable et une reprise scolaire est proposée, mais un mois après elle sera déscolarisée pour décompensation psychique.

L'équipe remarque une hypersensibilité, Olivia peut se sentir rapidement accusée par ses pairs et la reprise scolaire est difficilement assumée, faisant ressurgir la culpabilité. Olivia interroge alors son avenir professionnel, personnel. La déception scolaire est à la hauteur de la pression scolaire.

Les premières permissions au domicile sont accordées, mais là encore Olivia se sent envahie par la culpabilité, car elle se confronte à l'extérieur du centre, aux contraintes logistiques (non-accessibilité de sa chambre située à l'étage, l'adaptation des toilettes…), pendant plusieurs semaines elle mettra en avant son statut de malade, repoussant à plus tard l'autonomisation à la maison, ce qui donnera lieu à de nombreuses disputes chargées d'agressivité envers ses parents, son frère et sa sœur. Les retours de week-end sont de plus en plus difficiles, la séparation vécue comme un abandon.

La force de l'attachement est ici proportionnelle à la violence potentielle des relations familiales. Olivia interroge sa place au sein de sa famille, allant jusqu'à se faire tatouer le prénom de sa mère et celui de sa sœur lors d'un week-end de permission.

Le passage en Hôpital de jour demandé par Olivia est accordé et semble l'apaiser. L'approche des vacances d'été apporte un souffle d'autonomisation dans la rééducation de cette patiente ; elle parvient à faire ses soins seule, utilise des stratégies de compensation pour sa toilette, l'habillage, monte les escaliers…

Mais les vacances en famille chez les grands-parents maternels vont être ponctuées de disputes et faire remonter la problématique affective d'Olivia, à laquelle s'associe le handicap.

Elle réalise de nouveau un geste autoagressif en avalant vingt et un comprimés suite à un conflit avec sa mère et sa grand-mère. Dans un vécu abandonnique, elle est envahie par le sentiment que sa grand-mère la néglige en ne lui adressant plus la parole. Débordée, elle passe à l'acte. Elle est hospitalisée vingt-quatre heures, puis revient de vacances avec ses parents et rentre au centre.

Olivia persévère dans sa rééducation, récupère progressivement, mais les progrès sont plus lents. Elle décide de faire sa rentrée en classe de terminale littéraire et se fixe comme objectif d'obtenir son bac, travailler son orientation et tenter de prendre son indépendance avec les adaptations que son corps requiert.

Au fil de ces deux années de prise en charge psychologique, des liens de confiance se sont établis et renforcés, ce qui a permis à cette jeune femme d'aborder et d'élaborer son vécu quant à son corps persécuté devenu persécuteur.

Le corps comme persécuteur d'Olivia

L'adolescent avec un handicap moteur est confronté à un corps persécuteur, ce dernier réclame des soins particuliers et quotidiens, il occupe toute la place et oblige le jeune adulte à organiser une réalité qui l'envahit sans répit. Il est expérience de souffrance permanente, car il rappelle sans cesse sa présence comme limite irréductible.

Chez Olivia, les séquelles motrices induisent une boiterie, l'utilisation d'une canne anglaise, le port de chaussures adaptées nécessitant des releveurs et entraînant une démarche saccadée.

Par ailleurs, des fuites urinaires non résorbées malgré une intervention chirurgicale la contraignent à se changer plusieurs fois par jour, soulevant la question de la féminité, ainsi que celle de la maternité. En effet, les dommages vésico sphinctériens et leur possible réparation ont posé la question des limites chirurgicales dans le cas d'une grossesse, ce qui n'a pas manqué de faire vivement réagir Olivia désireuse d'avoir des enfants.

De ce vécu elle disait « mon corps se venge », « qui voudra d'une fille qui se pisse dessus ? ».

Lors des entretiens psychologiques, nous poursuivons ensemble un travail de reconstruction de soi, d'acceptation d'un corps extérieurement modifié dans son apparence et intérieurement rendu moins fonctionnel.

L'estime de soi fondée sur l'attachement et les liens précoces est à renforcer afin d'apporter de la sécurité à cette jeune femme toujours en quête d'étayage et de valorisation. Olivia s'est longtemps interdit de porter des jeans ; les bas de survêtements plus amples, plus faciles et rapides à ôter formaient sa garde-robe.

Alors, pour tenter de reprendre un tant soit peu la main, elle accepte de faire acheter à sa mère trois pantalons, se fait une couleur aux cheveux et se remaquille.

Les altérations de son corps lui ont demandé une réappropriation de celui-ci dans tout ce que le passage à l'acte a modifié physiquement, induit psychiquement au travers d'un certain « dépassement de soi » afin de récupérer une image corporelle au plus près de son corps initial.

Le corps comme persécuteur familial

La défenestration volontaire est un passage à l'acte autoagressif qui génère une fracture au sein même des familles.

En effet, celles-ci sont sidérées, désemparées, culpabilisées. C'est un acte qui attaque les proches, les met en position de devoir se justifier, se « disculper », à chercher des responsables.

Les parents doivent comprendre qu'au point de vue dynamique, l'adolescent ne veut pas couper les liens avec eux, mais bien au contraire, souhaite ne pas devenir indépendant. S'autonomiser c'est grandir, se séparer, se détourner de ses premiers objets d'amour que sont ses parents et cela ne se fait pas sans heurts, d'autant plus lorsqu'il y a une certaine fragilité chez le jeune. Chaque passage à l'acte est une tentative pour s'inscrire dans la vie, mais cette vie familiale est à jamais bouleversée.

Le narcissisme des parents est attaqué, touché par les répercussions sur le corps abîmé, dégradé de leur enfant. La situation est si effroyable qu'ils attendent de la rééducation la réparation complète de celui-ci, qu'on le leur rende « comme avant », sans séquelles apparentes.

Le travail va alors s'orienter sur l'acceptation de ce nouveau corps qui vient sans cesse rappeler le passage à l'acte, raviver le sentiment de honte et de culpabilité, pointant et persécutant l'entourage parental, mais s'élargissant à la fratrie qui va alors avoir le sentiment de passer au second plan.

Toute la vie familiale doit se réorganiser autour de ce corps « esquinté », handicapé qui demande des aménagements dans les loisirs, les déplacements, les vacances…

Le corps comme persécuteur social

Si l'adolescence est marquée par l'importance du regard des autres, l'appartenance à un groupe, tout en poursuivant la structuration et le développement de sa propre identité, elle implique de déployer des adaptations aux codes sociaux qui lors de la survenue d'un handicap exigent un remaniement identitaire.

L'accident, dont le temps de rééducation peut être plus ou moins long, isole socialement les jeunes qui, malgré toutes les technologies (téléphones portables, écrans...), vont espacer puis perdre les liens.

Les déplacements physiques peuvent s'avérer compliqués par la fatigabilité, qui demande une alternance entre le fauteuil et les béquilles.

Ainsi, cela induit l'acceptation d'un changement ou d'un élargissement d'identité à laquelle on associe dès lors le mot « Handicapé ».

Tout va désormais devoir être pansé tout autant que pensé, pour Olivia. Cela va commencer par son orientation scolaire qui doit tenir compte des contre-indications médicales telles que la station debout, le port de charge..., le choix de la faculté dont les locaux doivent lui être accessibles, ainsi qu'un lieu de vie à proximité.

Le temps de rééducation va permettre d'organiser la réalité extérieure en fonction de la réalité corporelle.

Conclusion

L'histoire d'Olivia illustre au combien le respect de la temporalité est indispensable aux étapes de reconstruction physique et psychique.

L'hospitalisation tend vers la récupération motrice la plus optimale, accompagne les remaniements des mouvements identitaires afin de mettre le sujet sur le chemin de l'acceptation de sa nouvelle image corporelle, de son nouveau statut familial et social.

Le passage à l'acte autoagressif tel qu'une défenestration n'est pas sans conséquence et l'effet boomerang est d'autant plus sidérant et violent qu'à aucun moment il n'a été envisagé par le jeune, d'où la fracture narcissique de ce dernier et de sa famille, dans le deuil de leur enfant d'avant.

En mal de vivre, débordé par sa situation, il ne sait plus comment faire changer le cours de son existence, alors il tente le tout pour le tout, mais à quel prix ? Celui de son intégrité physique et psychique.

Aussi, vous l'aurez bien compris, la majeure partie du travail psychologique repose sur la restauration de l'estime de soi, l'accompagnement des remaniements identitaires et la réintégration de l'adolescent au sein de sa famille afin d'éviter les risques de récidive.

Bibliographie

ANZIEU, D. 1985. Le Moi-peau. Paris, Dunod.

BIRRAUX, A. ; LAURU. D. (sous la direction de). 2010. Adolescence et prise de risques, Paris, Albin Michel.

BIRRAUX, A. ; LAURU. D. (sous la direction de). 2012. L'énigme du suicide à l'adolescence, Paris, Albin Michel.

CONRATH, P. et al. 2011-2012. « Dossier : Langages et corps à l'adolescence », Le Journal des Psychologues, 293,

GARDIEN, E. 2008. L'apprentissage du corps après l'accident, Grenoble, PUG.

IONESCU, S. ; JACQUET, M.M. ; LHOTE, C. 1997. Les mécanismes de défense. Théorie et clinique, Paris, Nathan.

LESIEUR, P. et. Al. 2005. « Dossier : Suicide par précipitation », Santé Mentale, 98, p. 27-75.

MACQUERON, G. ; LE BOT, M. P. ; GALLIEN, P. ; EUDIER, F. 1998. « Deuil et dépression en rééducation fonctionnelle », Journal de Réadaptation Médicale, 18, n° 2, p. 51-56.

Quand une médiation thérapeutique autour de la terre donne accès à une amorce de réconciliation avec l'image du corps

Audrey Perreaut[1]

Introduction

L'Unité d'Accueil Rapide (UAR), du CMPA de Neufmoutiers-en-Brie, est une unité de soins post-aiguë en pédopsychiatrie, qui propose des séjours de six semaines en moyenne, pour des adolescents de douze à dix-huit ans. Le service peut accueillir jusqu'à dix adolescents, présentant des troubles psychiatriques, adressés par un psychiatre référent ou un médecin traitant. Une fois les demandes d'admission étudiées par l'équipe, les familles sont reçues en consultations préalables, afin d'envisager et d'évaluer la nécessité d'une hospitalisation, dont la durée proposée est de six semaines. Celle-ci débute toujours avec une période de séparation d'une semaine, permettant une mise à distance de l'adolescent avec son environnement, et facilitant l'accès aux soins. Des entretiens familiaux sont programmés toutes les semaines, afin d'évaluer avec la famille l'évolution de la prise en charge. Le patient est guidé vers un retour progressif au domicile, par le biais de permissions de week-end. Une équipe pluridisciplinaire propose différents types de soins : des prises en charge groupales et individuelles. Le programme de soin inclut donc un certain nombre d'ateliers thérapeutiques, prenant en compte, entre autres, la problématique corporelle, notamment à travers la question de l'image de soi. Parmi ces ateliers, nous avons

---

[1] Psychologue clinicienne au CMPA de Neufmoutiers-en-Brie dans une unité de soins post-aiguë en pédopsychiatrie (service UAR).

monté, il y a neuf ans, un atelier thérapeutique autour de l'argile.

L'atelier terre

Cet atelier se déroule une fois par semaine, dure une heure, et concerne l'ensemble des patients hospitalisés. C'est un atelier obligatoire et fermé, rythmé sur des cycles de deux semaines : la première séance permet de réaliser un ou plusieurs modelages, sans modèle ni thème spécifique, et la semaine suivante, lors de la seconde séance, les objets, préalablement cuits dans un four par les animateurs de l'atelier, sont rendus aux patients, présentés par chacun au groupe, puis émaillés par leurs soins, avant d'être mis de nouveau en cuisson. Chaque objet modelé est ensuite rendu à son créateur, qui pourra choisir le destin qu'il réserve à l'objet, à la fin de son hospitalisation : le conserver, le jeter ou le laisser dans la salle d'activité. Je coanime cet atelier avec l'ergothérapeute du service et un soignant, qui varie en fonction du planning des présences.

Les objectifs de cet atelier sont multiples : permettre aux adolescents, à travers le processus créatif et régressif du modelage, une projection de son monde interne sur une matière indestructible et malléable, ce qui permet dans un premier temps à l'adolescent d'agir sans nécessité de verbalisation. Le processus de créativité/destructivité est ainsi expérimenté : des outils sont mis à disposition, et l'argile peut être déchirée, découpée, tailladée, écrasée, et tapée, comme l'exigent les techniques de cuisson, avant d'être assemblée, déformée, malaxée pour donner la forme définitive. Cette pratique permet d'explorer la sensorialité, la mise en relief et la solidité de la forme. Le second temps, celui de la récupération des objets après cuisson, commence par un tour de table afin que chacun présente son ou ses modelages au groupe. C'est le temps de redécouverte de leurs objets cuits, après une semaine de séparation. Là peuvent s'exprimer les sentiments de plaisir et de déplaisir, de satisfaction ou de déception, de regret ou de culpabilité et il est possible de mesurer l'investissement de l'adolescent vis-à-vis de ces objets, qu'il destine ou non à un autre ou à lui-même. C'est aussi lors de cette séance que les objets seront finalisés, enveloppés par une couche d'émail, faisant office de décoration, mais également faisant fonction d'enveloppe protectrice pour l'objet, puisque l'émail est une couche de vernis qui imperméabilise et protège l'argile. Un contenant pourra par exemple accueillir du liquide, sans risque d'absorption proposant ainsi une limite entre le dedans et le dehors, et prévenant du même coup, tout risque de détérioration de l'argile par l'eau.

Vignette clinique : Stéphane

Stéphane nous est adressé par le psychiatre d'un CMP, pour refus scolaire anxieux depuis plusieurs mois. Il s'agit d'un patient âgé de seize ans, aîné d'une fratrie de trois frères. Son frère de quatorze ans, est pris en charge en hôpital de jour pour un trouble du spectre autistique, et est scolarisé en ULIS. Le troisième est âgé de dix ans, et ne présente pas de symptômes particuliers. Les deux parents sont au chômage et passent leurs journées à la maison. Monsieur est présenté comme « nerveux », et a cassé la console de son fils face à son refus de se rendre en cours. Stéphane craint ses réactions. Sa relation avec sa mère est décrite comme très fusionnelle.

Sur le plan solaire, il a passé son Brevet, puis devait être orienté en seconde professionnelle, mais n'a pu assumer que deux jours de cours dans son nouvel établissement. Il se cachait des journées entières dans le sous-sol de l'immeuble, avant que ses parents ne s'en aperçoivent. Stéphane explique que dès l'école primaire, les autres se moquent de son physique, ce qui l'inhibe pour prendre la parole. Actuellement, il est désocialisé puisqu'il ne quitte plus son domicile, et reste la plupart du temps dans sa chambre. Un traitement par Risperdal est instauré face aux angoisses massives avec somatisations. Il peut dire qu'il ne s'aime pas et qu'il n'aime pas son corps, ce qui semble être une préoccupation centrale.

À l'admission dans notre unité de soins, Stéphane pleure beaucoup au moment de la séparation avec sa mère. Il se dit très angoissé d'aller vers les autres et refuse de manger devant eux dans un premier temps. Il s'inquiète de ne pas s'intégrer au groupe et les prises en charge groupales l'angoissent beaucoup. Il a besoin régulièrement d'être rassuré avant de rentrer en atelier. Stéphane dit craindre le jugement des autres, y compris celui de sa famille.

Déroulé des séances en atelier terre

Stéphane participe, avec les autres patients du service, à l'atelier terre. Il appréhende beaucoup sa venue la première fois, et a besoin d'être rassuré par un soignant. Il intègre les consignes rapidement et commence à travailler la terre en respectant les étapes nécessaires pour réussir la cuisson. Il bat l'argile puis débute silencieusement un modelage, ne prêtant pas attention aux mouvements de groupe autour de lui. Il morcelle d'abord sa terre en petits morceaux, puis les rassemble sans les souder entre eux. Sollicité, il explique qu'il modèle un bonhomme. Sa création est volumineuse, très fragile et disproportionnée. Son bonhomme « têtard » est allongé sur la table, la jambe gauche est plus courte que l'autre, le bras gauche est très long et le droit très court. Il intègre quatre doigts à chaque main, une taille mince et un visage souriant sans cou, directement rattaché aux épaules. Il ne travaille que la face visible du personnage, et ne le soulève jamais de la table pour façonner l'envers. Face à la fragilité de l'objet, je propose à Stéphane de l'aide pour solidifier les parties entre elles et il m'autorise à toucher son objet, puisqu'il ne parvient pas à appliquer les conseils techniques énoncés. Stéphane est très attentif à la découverte du dos de son personnage et à l'importance de le travailler pour créer une unité. Il accepte de rajouter de la terre au niveau des parties rassemblées, afin d'épaissir les jointures, et de les souder entre elles. Durant la séance, il reste concentré sur sa production, comme happé par l'objet, et ignore la présence du groupe, excepté l'étayage proposé qu'il accepte.

Lors de la seconde séance, Stéphane récupère son objet qui est scindé en deux au niveau de la taille. Il semble inquiet de devoir présenter son modelage au groupe et vérifie qu'il est obligé de le faire. Il accepte de dire qu'il a fait un bonhomme qu'il nomme « Théo » en souriant. Il dira dans un second temps qu'il s'est en fait représenté. Stéphane parle d'une cassure au niveau des pieds, alors qu'il est en fait cassé au niveau des hanches. Son bonhomme est ainsi divisé en deux, ce qui semble le contrarier, mais il verbalise son soulagement d'apprendre qu'il sera ressoudé grâce à l'émaillage. Il émaille ensuite son objet à distance, avec des gestes mécaniques et répétitifs. Il ne saisit pas l'objet dans ses mains pour atteindre certains angles, malgré nos suggestions. Afin de ne pas abîmer le four, il est demandé aux patients de ne pas recouvrir la partie qui sera en contact avec la plaque. Malgré cette explication, Stéphane demande à plusieurs reprises s'il peut faire « le dos » de son personnage. Il choisit une seule couleur et recouvre l'intégralité du corps avec, excepté le visage qu'il souhaite laisser brut. Il scinde donc son personnage en deux, émaillant toute la partie sous le visage en bleu, ne créant pas de distinction entre les vêtements et la couleur de la peau, par exemple au niveau des mains. Stéphane a besoin d'être arrêté à la fin de la séance, dans la répétition de son geste, totalement indifférent au cadre horaire pourtant signifié par les encadrants de l'atelier.

Lors de la troisième séance, il modèle un visage : il semble avoir intégré certains conseils techniques et colmate de lui-même les parties trop fines et fragiles, ainsi que les trous. Il pense également à décoller régulièrement sa terre de la table pour travailler l'envers. Il peut expliquer à un autre patient qui l'interroge, qu'il fait son propre visage. Il encadre ce visage, qui est de forme rectangulaire, par une bordure rayée, dont il repasse inlassablement les traits. Il crée les détails des yeux, du nez, et de la bouche ouverte avec des dents. Il efface et refait plusieurs fois les traits. L'ensemble est très enfantin. Il est absorbé par son objet et a besoin d'être arrêté en fin de séance.

Lors de la quatrième séance, au moment de la présentation, il dit au groupe qu'il a fait le visage de « Théo ». Stéphane saisit ensuite un pot d'émail et s'applique à sa tâche, s'assurant auprès d'un soignant de faire les bons gestes : il semble soucieux d'obtenir un émaillage de qualité. Il choisit de n'émailler que le dos de sa pièce, et de laisser le visage brut : comme pour le premier objet, l'arrière est très investi et le visage n'est pas émaillé. Il peut estimer lui-même que son travail est fini, et poser son pinceau.

Lors de la cinquième séance, Stéphane récupère le visage avec détermination, pensant qu'un autre patient s'en était saisi, et le range immédiatement dans sa boîte. Il va de nouveau modeler un bonhomme, mais change complètement de technique et part cette fois-ci d'une plaque qu'il désépaissit au fur et à mesure, ce qui permet de créer un objet plus compact et plus solide. Stéphane montre qu'il a intégré les techniques précédemment expliquées, puisqu'il pense à soulever régulièrement sa terre, et à consolider les parties fragiles avec d'autres morceaux faisant jonction. Là encore, le corps est disproportionné, mais la taille est épaisse. Les bras sont similaires à ceux du premier bonhomme, mais il n'a pas de jambes définies, comme cachées sous un vêtement long, et seuls les pieds sont distincts. Le cou n'apparaît toujours pas, mais les yeux sont davantage travaillés. Comme l'autre, il est modelé à plat. Il grave un prénom illisible au niveau du ventre. Une fois le modelage terminé, il anime son bonhomme en le mettant debout et en le faisant marcher. Il sourit en le regardant et le présente au soignant assis près de lui.

À la sixième et dernière séance, au terme de son hospitalisation, Stéphane découvre qu'une partie d'un bras de ce bonhomme s'est dessoudé, et il est surtout préoccupé de le réparer. Il procède comme précédemment pour l'émaillage : il s'occupe de l'envers de son objet et laisse l'intégralité de la face visible, naturelle. Il pourra dire, en dehors de l'atelier, qu'il a représenté son frère autiste, et que c'est son prénom qu'il a gravé.

L'atelier terre comme outil d'évaluation diagnostique et levier thérapeutique

En suivant l'évolution entre les différentes séances, on comprend le rôle que cette médiation thérapeutique a joué dans la prise en charge de Stéphane, notamment dans l'évolution de son rapport au corps, à l'image de soi. Le corps est, par le biais du toucher, d'emblée sollicité par cette médiation. Il faut entrer en contact avec la matière et tenir compte de plusieurs dimensions telles que le relief ou le volume, afin de figurer ses représentations. La sensorialité est immédiatement impliquée, également par l'intermédiaire des autres sens. Dans le cas de Stéphane, on observe un total engagement de son corps : il reste constamment en contact avec la matière qu'il travaille dans un premier temps sans pouvoir mettre fin à la répétition de ses gestes et il semble également hermétique aux mouvements de groupe, ce qui amène à penser qu'il ne semble pas se différencier de la matière, qu'il est en fusion avec elle. Mais la gestuelle de Stéphane va évoluer au fur et à mesure des séances : premièrement, il parvient, à mi-chemin de la prise en charge, à s'arrêter de modeler et à signifier une fin à sa création, en tenant compte du cadre horaire. Deuxièmement, on observe qu'il sera de moins en moins enfermé dans une relation exclusive à l'objet et qu'il pourra tenir compte des interactions groupales : les frontières semblent se matérialiser davantage entre son Moi et l'objet. L'organisation des séances, pensée en fonction des exigences nécessaires autour de la matière, ainsi que les limites spatio-temporelles inhérentes au cadre, ont sans doute rendu possible, entre autres, cette matérialisation, par sa fonction contenante. Comme l'explique M. Milner (Milner, 1977) et à sa suite, R. Roussillon (Roussillon, 2001), avec le concept de « médium malléable », c'est à la fois la rencontre avec la matière, mais aussi la dimension transférentielle inhérente au cadre thérapeutique, qui atténuent les angoisses de séparation et de différenciation, et permettent un processus de représentation du moi inconscient. Il devient alors possible de se dégager de l'objet en projetant sur lui sa propre problématique interne, tout en évitant le risque de réciprocité. Par ailleurs, D. Anzieu (Anzieu, 2007) a mis en évidence, avec son concept du Moi-Peau, que le groupe fait fonction d'enveloppe psychique, au sein duquel un processus d'introjection de la fonction contenante est possible. Celle-ci permet à son tour une différenciation psychique et l'accès au processus d'individuation. C'est donc l'intégralité du dispositif de l'atelier, tant par le biais de la médiation que par celui du cadre, qui induit la possibilité d'accéder à l'acquisition de ces limites psychiques quand elles font défaut, ce qui semble être le cas chez Stéphane.

De plus, comme il vient d'être souligné, cette médiation permet aux patients qui y participent de matérialiser leur problématique interne, d'autant que la consigne énoncée n'implique pas d'exigence quant au type d'objet à créer. On constate donc que la problématique corporelle est au centre des préoccupations de Stéphane, qui choisit d'investir exclusivement des représentations corporelles, en modelant deux bonshommes et un visage. Il commence par se représenter lors des deux premiers modelages, avant de représenter son frère avec le troisième. Il pourra dire par ailleurs qu'il avait pour projet de modeler ses parents, si son hospitalisation avait été prolongée. Plusieurs mouvements sont à détailler : lors de son premier modelage, Stéphane morcelle complètement sa terre et crée son personnage à partir de bouts qu'il tente de rassembler : le corps ne semble pas être vécu dans son unité et sa vision est partielle : l'envers n'existe pas. C'est l'intervention d'un tiers qui éveillera Stéphane à cette autre dimension de l'objet, qu'il investira massivement par la suite, en choisissant de n'émailler que cette partie, délaissant volontairement l'endroit de ses deux derniers objets, au moment de les émailler : on peut supposer par ce choix, que Stéphane continue à cheminer cette recherche d'unité et de protection en enveloppant la partie dorsale qui initialement semblait pour lui inexistante, puis, une fois repérée, extrêmement fragile et morcelée. Dès son deuxième modelage, Stéphane montre que le processus de différenciation est à l'œuvre : la question des limites corporelles apparaît à travers le travail de la bordure du visage que Stéphane trace et retrace inlassablement. Le troisième modelage, quant à lui, nous laisse penser que l'unité de la forme s'instaure psychiquement : Stéphane crée de nouveau un personnage, mais change totalement de méthode, et modèle à partir d'une plaque et non à partir de morceaux. Et cette fois il ne s'agit pas de lui, mais d'un autre : son frère. Il faut également souligner qu'au moment de présenter ses créations au groupe, il n'a jamais expliqué publiquement s'être représenté. Il nomme le premier bonhomme et le visage « Théo », comme un double de lui-même, qu'il différencie de lui par ce biais. On peut supposer que l'introduction d'un prénom démontre à nouveau un mouvement de distanciation essentiel au processus d'individuation. Progressivement, il semble donc que Stéphane, par le biais du médium terre indestructible, qu'il a séparé puis rassemblé à plusieurs reprises, a pu intégrer un sentiment de sécurité suffisant. Ce mouvement lui a ainsi permis de progresser vers une projection plus solide et unifiée de l'image du corps, la rendant du coup, on le suppose, moins dangereuse. Il semble que la première étape d'émaillage ait également permis de cheminer vers cette intégration, puisqu'elle a permis, sur les conseils des soignants, de rassembler les deux parties scindées du corps entre elles, et de « réparer » le bonhomme afin qu'il soit entier.

Conclusion

La problématique corporelle à l'adolescence est une question centrale, notamment du fait des transformations physiologiques liées à la puberté. Mais le rapport au corps peut s'avérer bien plus complexe dans certains cas, lorsqu'il est altéré sur le plan de l'image de soi, et que les parties ne sont pas liées à un tout, dans un corps limité. L'utilisation de médiations telles que l'argile permet alors d'avoir accès aux failles de l'image du corps ainsi qu'à une possible restructuration psychique. La vignette clinique de Stéphane illustre bien l'intérêt d'une telle prise en charge, qui permet à la fois un éclairage diagnostique, et constitue également un levier thérapeutique. L'image du corps, chez lui, semble renvoyer un schéma corporel altéré, morcelé, partiel, qui génère, on le devine, des mouvements de persécution : Stéphane se désocialise puis s'isole au sein même de sa famille. Il reste enfermé dans sa chambre et ne partage plus les repas avec ses parents et ses frères. Le médecin adresseur pose l'hypothèse, dans son courrier de demande, de la présence éventuelle d'hallucinations et d'idées de référence en lien avec des plaintes de Stéphane, disant qu'il entend des paroles et des rires moqueurs de jeunes filles s'adressant à lui. Il dit dès les premiers entretiens qu'il ne supporte pas ce corps, source de moqueries, et ne parvient plus alors à s'exposer au regard de l'autre, ni à prendre la parole en classe. Progressivement, il présente des somatisations. Au début de l'hospitalisation, Stéphane est très en difficulté dans les espaces de groupe et refuse de manger devant les autres patients. Un travail global lui a permis de gérer ses angoisses : l'instauration d'un traitement si besoin ainsi que l'étayage des soignants ont permis à Stéphane de se détendre progressivement. La problématique corporelle est également travaillée dans d'autres espaces, à travers le médium aquatique, autre variante de l'enveloppement : il prend régulièrement des bains et participe à l'atelier piscine. Il se réapproprie également des gestes simples, tels que coordonner ses mouvements lors des repas. Il accepte de faire des sorties extérieures : au terme de la première, il pleure et verbalise auprès des soignants la difficulté que cela a représenté, mais en fin de séjour, il prend des initiatives lors des activités extérieures et manifeste du plaisir. Il peut également évoquer la relation en miroir avec sa mère, notamment sur le plan des émotions, et travailler la question de l'autonomie psychique. Au terme de son hospitalisation, qui aura duré six semaines, les deux parents de Stéphane constatent les progrès : leur fils est plus souriant, ne s'isole plus au domicile, communique davantage, et s'expose de nouveau au regard des autres. Il se sent prêt à retourner dans son établissement scolaire et un essai est envisagé. L'atelier terre, quant à lui, aura permis, d'une part, de confirmer les impressions cliniques de l'équipe autour des défauts d'intériorisation de limites psychiques chez Stéphane et d'autre part, de travailler à leur possible instauration ou restauration par le biais du médium et du dispositif.

Bibliographie

ANZIEU, D. 2007. « Du Moi-Peau aux enveloppes psychiques. Genèse et développement d'un concept », Actes colloque Didier Anzieu (1re partie), Le Carnet Psy, Cabauzon, p.33 à 39.

BRUN, A. 2014. « Marion Milner le rôle de l'illusion dans la formation du symbole (1955), revue française de la psychanalyse n° 5-6, 1979, Jean-Yves Chagnon, 40 commentaires de textes en psychologie clinique, Dunod, p. 163 à 172.

BRUN, M ; JEGHERS, C ; VAN CAEYSEELE, A. 2011. « Atelier thérapeutique argile. Création, destruction et trace », Cliniques, Toulouse, ères, p. 158 à 174.

CHOIMET, C. 2017. « Le modelage comme médiation : le rôle des propriétés plastiques des matériaux dans le travail thérapeutique », le Journal des Psychologues n° 348, Martin Média, p.66 à 70.

CICCONE, A. 2001. « Enveloppe psychique et fonction contenante : modèles et pratiques », Cahiers de psychologie clinique n° 17, De Boeck Supérieur, p. 81 à 102.

DUBOIS, A-M. 2017. « La médiation modelage », Art-thérapie, principes, méthodes et outils pratiques, Paris, Elsevier Mason, 2e édition, p.61 à 69.

KAES, R. 2010. « Le sujet, le lien et le groupe. Groupalité psychique et alliances inconscientes », Cahiers de psychologie clinique n° 34, De Boeck Supérieur, P. 13 à 40.

LOMBARDI, R ; POLA, M. 2014. « Corps, adolescence et psychose », Journal de la psychanalyse de l'enfant (Volume 4), p.141 à 183.

MILNER, M. 1977. « Le rôle de l'illusion dans la formation du symbole », Revue de Psychanalyse n° 5-6, p. 844-874.

NACHIN, C. 2015. « Psychothérapie des psychoses et modelage, L'évolution psychiatrique (Volume 81), Elsevier Masson, p.321 à 330.

RABEYRON, T. 2016. « Médiation thérapeutique et processus de symbolisation : l'expérience sensible à la modélisation »,

L'évolution psychiatrique (Volume 82), Elsevier Masson, p351 à 364.
ROUSSILON, R. 2001. « L'objet médium malléable et la conscience de soi », L'Autre (Volume 2), La pensée sauvage, p. 241 à 254.
ROUSSILLON, R. 2015. « Pour une métapsychologie de la créativité chez D. W. Winnicott », Journal de la psychanalyse de l'enfant (Volume 5), p.159 à 180.
VOLLON, C ; GIMENEZ, G. 2015. « Enveloppe psychique et Moi — peau dans la prise en charge groupale de patients psychotiques », Psychothérapies, Médecine et Hygiène, p. 259 à 265.

Corps en souffrance / Corps enseignant

Nadine Aigloz, Catherine Domerc, Magali Faventines

Conversation à trois voix : professeurs au Centre Médical et Pédagogique pour Adolescents (Fondation Santé des Étudiants de France) : Catherine Domerc (Histoire Géographie), Magali Faventines et Nadine Aigloz (Lettres) partagent leur expérience d'enseignantes auprès d'élèves patients handicapés moteurs pour répondre à cette question : que mettre en place sur le plan pédagogique pour que le corps persécuté ne soit pas persécutant pour l'élève et pour l'enseignant ?

La découverte de l'élève

Lorsqu'on découvre un élève handicapé moteur ou un élève dont le corps a été « abîmé » de manière plus ou moins spectaculaire, il faut déjà que notre regard s'accoutume pour apprivoiser ce corps qui nous est confié. Cette première étape, le plus souvent silencieuse, est souvent étonnamment rapide lorsqu'on en a l'habitude. Très vite, on ne voit plus derrière ce corps qu'un adolescent qui veut communiquer et peut apprendre. On se concentre sur les expressions du visage, le regard… pour « gommer » les contours de ce corps différent. Mais ce n'est pas toujours suffisant…

« Je me rends au chevet d'une élève qui ne peut pas descendre à la scolarité à cause de son handicap. C'est la première fois que je donne un cours hors du cadre de la scolarité. C'est un choix de ma part, mais je ne sais pas du tout à quoi m'attendre. L'équipe médicale me présente cette fillette de dix ans en classe de sixième. Elle est appareillée et on me prévient de la violence de ce que je vais voir. Je me prépare psychologiquement sans savoir vraiment comment faire et à quoi m'attendre. Je ne me sens plus protégée par le cadre scolaire : la classe, le tableau, les autres élèves. Un univers pour moi familier et rassurant. J'ai l'impression de travailler « sans filet ». Je choisis de me rassurer avec un livre que je lui lirai. Elle a fait cette demande : « La Rivière à l'envers » de Claude Mourlevat. Je ne l'ai pas choisi par hasard, c'est un conte coloré et drôle, mais qui parle d'une rivière qui donne l'immortalité. Je suis frappée soudain par cet aspect que j'ai inconsciemment occulté.

Quand je pénètre dans la chambre avec l'infirmière, je découvre l'enfant, je m'accroche à son regard pour oublier le corps mutilé, les diverses machines qui sont autour d'elle, le bruit, les odeurs. Je suis très loin de ma salle de classe. Je m'assois près d'elle et très vite le livre, les mots nous permettent à toutes les deux de nous échapper de l'univers médicalisé. Elle voit un professeur qui vient vers elle, et moi je cache ma peur derrière mon rôle d'enseignante. Pourtant je ne parviens pas à dépasser l'émotion qui me submerge, ma voix tremble, je bats en retraite au bout d'une demi-heure. Les images me poursuivent bien au-delà de ce moment. Je ne parviens pas à leur échapper et je ne peux pas poursuivre mon travail auprès de cette élève. Un instant je pense avoir échoué. Pourtant, le lendemain, je suis au rendez-vous. Une infirmière m'a expliqué la « technique de la combinaison de ski » : avant de rentrer dans la chambre, s'imaginer revêtir une combinaison, création d'une enveloppe protectrice que j'enlèverai à la suite de mon cours pour laisser avec elle toutes les images douloureuses, tous les transferts. Vêtue ainsi, je pénètre dans la chambre : la première chose que je vois est le livre posé sur les genoux de ma petite élève. Elle choisit immédiatement le chapitre qui lui a le plus plu : une balade dans une forêt magique et colorée. Elle souhaite me le lire. Étonnamment cette fois-ci je n'ai pas vu les machines, le corps souffrant, nous étions toutes les deux dans le livre. À la fin du cours, j'ai pris quelques minutes pour enlever la combinaison et ainsi toutes les images dérangeantes. J'ai remercié l'infirmière… Semaine après semaine, nous avons travaillé autour de ce roman. À la fin, elle m'a offert un petit tableau où elle avait peint la forêt magique. Elle m'a demandé les titres de tous les autres livres de Mourlevat. Ma mission d'enseignante de lettres était remplie : lui donner envie de lire.

Comment faire ?

Prendre le temps

Le rapport au temps est radicalement différent quand on enseigne dans ce contexte. Lorsqu'on a du mal à marcher, à enchaîner les gestes, à faire bouger son corps souffrant, on a besoin de temps.

Quelle surprise lorsqu'après vingt ans d'enseignement en collège de banlieue, j'ai exercé dans un établissement spécialisé dans les troubles moteurs (Institut d'Éducation Motrice). Le rythme que m'imposaient les élèves me déstabilisait totalement : ils prenaient le temps, le temps de faire, de réfléchir et... d'être tels qu'ils étaient. Au début, je cherchais à m'activer, à remplir l'espace, à délivrer des consignes dans la posture plutôt frontale qui m'était coutumière. Je me suis vite rendu compte qu'il fallait que j'accepte la lenteur, le silence, sans combler par un flot de mots ou d'informations qui ne faisait que me rassurer, me protéger face à ces élèves différents de ceux que je connaissais. J'ai commencé progressivement à changer de posture en prenant le temps moi aussi d'observer, en laissant de côté mes anciens réflexes. Petit à petit, j'essayais de me mettre à la place de chacun d'eux pour anticiper leurs besoins. Finalement, il fallait observer comment ils faisaient avec leur corps au quotidien, échanger avec eux, pour découvrir leurs stratégies et pouvoir mettre en place celles qui pouvaient permettre l'apprentissage. Dyspraxie visio-spatiale, problèmes de repérage, fatigabilité, lenteur d'exécution, troubles de la mémoire, de la planification.... autant de troubles associés au handicap moteur que ces jeunes et le professeur doivent gérer. D'une façon générale, tous les élèves m'ont conduite à « nettoyer » mes cours et mes supports pédagogiques. Je me rendais compte que leur temps était précieux : nul besoin de fioritures ou de surcharge d'informations qui sont plus pour eux des « distracteurs ». Il fallait qu'ils puissent investir leurs efforts dans une trame de cours adaptée avec un objectif clair pour eux.

Mais parfois, la situation peut être plus complexe que prévu.

Je me souviens d'un jeune de seconde professionnelle qui devait travailler avec moi en remédiation. Atteint de troubles moteurs d'origine cérébrale (IMC), il était en fauteuil électrique avec des déformations importantes des membres supérieurs. Ce jeune avait besoin d'aide pour suivre le travail de sa classe.

Dynamique et plutôt joyeux, il arrivait en trombe et stoppait son fauteuil juste devant le poste informatique. Il travaillait lentement sur des documents adaptés à ses besoins : repères de couleurs, texte aéré, consignes reformulées... Nous étions assis côte à côte face à l'ordinateur qu'il utilisait de façon assez autonome. Cependant, son travail était régulièrement stoppé par des mouvements involontaires, parfois envahissants. Tout à coup, son corps se cabrait, les bras battaient dans les airs de façon aléatoire pour un temps indéterminé. Les premières fois, je me demandais comment faire, comment réagir... C'est lui qui a dédramatisé la situation : il concluait toujours ses crises par un rire communicatif et se tournait vers moi pour reprendre là où il en était. Par l'humour, ce jeune avait réussi à me mettre à l'aise face ce corps qui lui échappait. On prenait le temps, mais séance après séance, on avançait presque joyeusement.

La médiation de la matière enseignée

Quand on enseigne le Français, se pose toujours le problème du choix des textes étudiés ou des livres à lire. Puis-je faire lire tel ou tel livre qui parle de handicap ? Du suicide ? Les élèves mutilés dans leur corps n'ont pourtant pas en général peur d'être confrontés à ces problématiques que ce soit dans la fiction ou dans les récits autobiographiques. Ils se retrouvent parfois dans le livre, comprennent davantage certains sentiments, certaines réactions et n'hésitent pas à les verbaliser en cours. Toute la difficulté consiste pour nous à recevoir cette verbalisation. « Le héros » se trouve brutalement devant nous : « et vous Madame ? Qu'auriez-vous fait ? Qu'auriez-vous ressenti ? » Notre sensibilité est ainsi interpellée et on ne peut pas toujours se camoufler derrière un relevé lexical ou une figure de style. Il faut accepter prudemment le dialogue en essayant de rester dans notre rôle d'enseignant sans mettre trop de nous, mais rester authentique, car l'élève dans ce cas-là est très intuitif et perçoit qu'il nous entraîne hors du champ de l'enseignant. Le livre devient alors un prétexte. Il faut donc à apprendre à organiser le débat, toujours sous le regard d'un tiers, en proposant un cadre avec des règles qui protègent autant l'élève que l'enseignant. Par exemple : 1) règle de confidentialité 2) je parle en mon nom, en utilisant la première personne et sans généraliser 3) toute opinion doit pouvoir être entendue sans blesser l'interlocuteur.

« Je me souviens de la préparation d'un TPE (Travaux Personnels Encadrés) en classe de première qui n'a pas été de tout repos. En effet, les élèves de première choisissent leur sujet de recherche et le type de production qu'ils souhaitent présenter au jury, tant que deux matières sont concernées. Le cadre du programme de première ne fonctionne donc plus comme cadre protecteur et les élèves choisissent toujours un sujet qui leur tient à cœur donc souvent un sujet qui a un rapport direct avec leur handicap et leurs souffrances.

Le recours au groupe a été salvateur dans le cas d'Yves, né sans jambes, qui choisit de travailler sur le transhumanisme en Français et SVT (Science de la Vie et de la Terre), plus particulièrement sur les prothèses. Impossible alors pour moi d'enseigner en feignant de ne pas remarquer les moignons d'Yves et de le croire simplement temporairement assis dans un fauteuil roulant. Encore une fois, cet élève me sort de mon confort personnel et m'oblige à m'interroger sur son handicap que j'avais spontanément occulté pour me protéger : quelle taille peut-il bien mesurer lorsqu'il est équipé de ses prothèses à l'étage ? Comment est-il possible de naître sans jambes ? J'ai bien sûr entendu parler en réunion des difficultés qu'il a rencontrées dans son lycée antérieur pour accéder à l'ensemble des salles de classe, mais j'ai préféré certainement occulter cette réalité dérangeante de son quotidien pour me retrancher derrière mon rôle de professeur qui ne voit qu'un jeune curieux, très pertinent à l'oral, avec beaucoup de culture générale, mais auquel il faut imposer une aide aux devoirs pour l'obliger à rédiger. Je ne me préoccupe en fin de compte de son fauteuil roulant que pour retirer une chaise et lui libérer une table lorsqu'il entre en classe.

Comment procéder ? Par chance, je viens de visiter le Musée de l'Homme, il y a une vitrine sur l'histoire des prothèses, j'ai pris beaucoup de photos, je vais pouvoir faire avancer le TPE (Travail Personnel Encadré) en restant protégée. Enfin, façon de parler, parce que j'ai dû expliquer aux amis qui visitaient l'exposition avec moi que cette fascination soudaine pour les prothèses n'était pas une lubie malsaine, mais était purement « professionnelle ». Mais, raté, je reste un peu tétanisée lorsque l'adolescent me demande lesquelles je préfère… Je ne sais pas si je ne vais pas sortir une énormité parce que je n'y connais rien en la matière et que mes critères sont très superficiels : elles sont plus « design » ? Oscar Pistorius court mieux que les athlètes valides avec des lames qui ressemblent à ça ? Est-ce que je ne risque pas de l'offenser en proposant des modèles qui n'ont rien à voir avec son quotidien, avec la forme de ses moignons (que je ne veux surtout pas voir en fait si je suis parfaitement sincère avec moi-même alors qu'il me le propose), des modèles très chers réservés à une élite qui pose pour des magazines de mode ? Heureusement, je suis sauvée par des références à la science-fiction ou à la littérature sur le transhumanisme, et par les choix esthétiques variés des autres élèves, pas plus éclairés que moi en matière de prothèses, mais certainement moins anxieux. Mais j'ai peut-être fait une erreur, car Yves a quand même fait remarquer d'un ton neutre : « vous ne pouvez pas comprendre, vous avez vos jambes ; moi, ça me dirait bien les avancées transhumanistes même si c'est la Silicon Valley, Google et compagnie. » Il a raison, je ne hiérarchise pas les éléments en fonction des mêmes priorités, mais le TPE avance.

L'évaluation

Comment faire pour que l'évaluation ne soit pas teintée d'affects ? Bien sûr, j'évalue des compétences. Elle est soumise à des grilles, à des critères, mais je suis souvent tentée de dire : « Mérite-t-il cette mauvaise note avec tout ce qui lui arrive ? » J'ai souvent tendance à inclure le handicap dans le processus d'évaluation. Je multiplie donc les critères, mais je mets de temps en temps une note que j'appelle d'encouragement » en tenant compte des difficultés induites par le handicap. Pourquoi ne pas mettre aussi une note pour faire plaisir, pour donner du baume au cœur et rassurer. Ce sont les élèves qui parfois nous ramènent à la dure réalité de la mauvaise note. Ils ne veulent pas être leurrés et traités comme des élèves ordinaires. Les évaluer c'est leur rendre une forme de dignité.

Dans le cas d'une élève anorexique, cela peut aussi s'avérer difficile. Je me souviens d'une jeune fille qui était toujours dans la recherche de la perfection liée à la maîtrise de son corps au gramme près. Ses devoirs et ses prises de notes devaient toujours être sans la moindre rature. Elle recopiait donc régulièrement et à l'infini ses cours et exigeait une note supérieure à 18/20. Je décide alors de lui fournir un corrigé de devoir présenté sous forme de brouillon pour tenter de lui faire accepter qu'un devoir se construit avec des ratures, des rajouts et les interventions des autres élèves qui prouvent le lent travail d'élaboration qui ne germe pas sous une forme d'emblée parfaite. Je me suis donc contrainte à enlaidir mon cours, à changer de police de caractères pour illustrer mon propos et tenter d'amener l'élève à accepter de rajouter une remarque ou deux dans son cours magnifiquement présenté sans éprouver le besoin de tout recopier au propre. Sur un autre cours, je lui ai montré les brouillons de Victor Hugo et de Flaubert pour lui prouver que même chez les auteurs les plus talentueux, on rature, on réécrit. On décide de ne plus lui mettre de notes chiffrées et de privilégier l'appréciation.

Je me souviens de cet élève qui avant même d'avoir commencé sa dictée me disait : « De toute façon, ce n'est pas la peine, j'ai toujours zéro. » Quelle souffrance de se dire qu'avant même d'avoir essayé, on a échoué. Je décide de lui donner le texte dicté à préparer. Nous travaillons ensemble les difficultés, il se sent en sécurité. Pourtant au moment de l'évaluation, il me dit : « Oh, ce n'est pas du jeu, je connais déjà le texte… » Il a eu une très bonne note, mais il ne la reconnaît pas comme méritée. J'ai mis beaucoup de temps à lui expliquer qu'il avait ainsi appris toutes ses règles d'orthographe et que ce que je récompensais, c'était ses efforts et son travail : la note ne doit pas être une sanction, surtout avec des élèves souffrants qui ont déjà la sensation d'être punis par la vie.

Les limites face à ces corps

Le corps persécuté peut devenir persécutant pour l'enseignant qui ne parvient plus à se protéger, qui ne trouve plus de bouclier pédagogique.

Florilège d'expériences partagées

Être secrétaire d'un élève paraplégique pour un examen peut être parfois quasiment vécu par l'enseignant comme une persécution.

« Je me souviens par exemple d'une épreuve de géométrie du Brevet des Collèges où pendant plus d'une heure, l'élève paraplégique, assez désagréable au demeurant, s'est acharné à me faire tracer des figures impossibles et sans rapport avec le sujet, car le rapporteur et le compas étaient utilisés au mépris de toute logique mathématique ou de toute ergonomie. C'est retourner au temps béni des débuts de l'école primaire, mais avec une bonne dose de patience en plus pour l'enseignant devenu un peu esclave le temps d'une épreuve! »

Il paraît difficile parfois de trouver la bonne distance, la distance juste par rapport à ces corps abîmés.

Avec certains élèves très handicapés, j'ai été amenée à avoir des contacts physiques presque « maternants » : mettre et enlever les manteaux, remplir ou vider les sacs, moucher, essuyer… Cela peut être perturbant. Suis-je alors encore dans mon rôle de professeur ? En fait, j'ai constaté que pour beaucoup d'élèves dont le handicap est ancien, c'est au contraire une situation naturelle, qui ne remet pas en cause la place du professeur. Il est alors un adulte « aidant » parmi d'autres. Ce sont les élèves qui nous mettent à l'aise.

Le professeur peut aussi en faire trop avec « ces corps captifs », qui peuvent paraître dociles et compliants, car « ils ne bougent pas ». La tentation est grande alors de les submerger de devoirs, d'heures de remédiation ou de cours supplémentaires pour leur « bien ».

Même quand on en a l'habitude, on peut être sidéré, submergé par l'émotion devant un élève.

« Je me souviens avoir vécu cette situation avec une jeune collégienne victime d'un accident de la route. Je la connaissais bien, elle a été mon élève pendant trois ans. Trois ans pendant lesquels elle a fait le deuil de ses jambes par étapes plus ou moins difficiles. Elle échangeait beaucoup avec les professeurs. Quand elle avait des baisses de moral, je lui disais souvent qu'il fallait essayer d'envisager une journée après l'autre. Un jour, peu avant son départ du CMPA, (Centre Médical et Pédagogique pour Adolescents) alors qu'elle se trouvait de nouveau en chariot plat pour soulager son dos, j'ai été totalement incapable de continuer le cours, submergée par une émotion qui me laissait sans voix et me prenait à la gorge. Pour échapper à ce blocage, je me suis recentrée sur le moment présent, sur ce pour quoi nous étions là ensemble : notre projet pour cette journée... J'ai pensé au travail que nous devions finir en vue de l'examen du brevet et la situation s'est débloquée. »

« Je me souviens de cet élève qui interpellait tous les enseignants sur leur conception de la mort, car il se sentait condamné. La réponse à cette question entraînait la poursuite ou non du cours pour lui. Je me suis sentie acculée, j'ai cherché dans ma vie personnelle récente un souvenir de partie de cartes pour improviser et lui répondre qu'il pouvait plus ou moins bien jouer avec les cartes certes injustes qui lui avaient été distribuées. J'ai contourné l'obstacle sans m'investir trop personnellement et en lui permettant de continuer le cours. »

« Je me souviens être partie du CMPA en roulant à 30 km/heure parce que j'avais en tête un de mes élèves traumatisés crâniens en fauteuil à la suite d'un accident de la route. »

« À la suite de sorties scolaires, je me suis dit qu'enseigner à ce type de jeunes nous met dans un « entre-deux » : pousser un fauteuil roulant, c'est être un peu dedans dans le regard des autres. »

Quand nous parlons de notre expérience professionnelle à l'extérieur, je vois dans le regard de l'interlocuteur l'admiration, la peur. J'ai quelque part la sensation d'être « héroïque », sensation agréable, mais que je sais excessive, car, au quotidien, ces élèves nous apprennent que les études sont pour eux la norme à laquelle ils nous assignent. Je me souviens de cet élève de seconde qui tirait en permanence sa bonbonne d'oxygène, en phase terminale d'un cancer, qui exigeait toujours d'être sanctionné comme les autres s'il rendait les devoirs en retard. Je trouvais toujours une excuse pour ne pas retirer de points tant pour moi cette exigence de sa part devenait injuste vu sa situation. Je me demandais même parfois pourquoi il éprouvait le besoin de venir à mes cours. Je pensais que c'était pour être avec ses pairs, mais je me suis très vite rendu compte qu'il aimait tout simplement le Français.

Est-ce qu'on ne se met pas « entre parenthèses » soi-même en travaillant au CMPA ? C'est souvent une remarque que nous renvoient l'entourage ou les collègues à l'extérieur en imaginant que notre carrière n'avance plus, que nous tournons en rond avec des élèves plus lents que la moyenne. Pas du tout, peut-être faut-il encore plus d'inventivité et d'imagination pour travailler avec ces élèves persécutés dans leurs corps.

Conclusion

Nous pouvons basculer brutalement dans le monde du handicap, ne plus réussir à rester sur cette frontière fragile qui nous permet à la fois d'être enseignants, et tout simplement nous-mêmes.

Il n'existe pas un enseignant type confronté aux corps persécutés ou persécutants. On parle dans l'Éducation nationale de « postes à profil » pour des postes comme ceux du CMPA. Ce que l'on a peut-être tous en commun, c'est cette faculté à l'empathie, à la bienveillance, à l'écoute, à la patience. Pourtant, nous sommes tous différents par notre vécu, notre sensibilité, nos zones d'ombre, nos blessures. Ce qui est certain c'est qu'aucun enseignant n'arrive dans un soins-études par hasard. Nous choisissons ce type de postes pour mettre au service de ces enfants souffrants tous les outils pédagogiques acquis après une longue expérience dans l'univers ordinaire et/ou après une formation spécifique.

VARIA

Grandir or not grandir, une expérience éducative en institution[1]

Jean-Christophe Flavien[2], Marie Bellier[3], Nicole Vacher Neill[4]

« L'occasion est un instant qui est pour nous une chance...
Quelque chose dont il faut savoir se servir ».
Vladimir Jankélévitch.[5]

Introduction

Notre propos est de décrire la mise en mouvement de l'adolescence au décours d'un placement en institution éducative. Comment l'intervention d'un tiers apporte-t-elle, au sein d'une dyade parent enfant figée, la relance par cette expérience nouvelle, de l'horizon d'une adolescence jusqu'alors suspendue.

Notre expérience s'inscrit dans le cadre particulier du PHARE (Placement avec Hébergement Aménagé et Relais Educatif) cré en 2002 au sein de l'Établissement Jenner, Paris, de l'Association Jean Coxtet.

C'est un placement dont l'accueil est séquentiel, alternant séquences d'internat et retour en famille selon un temps d'accompagnement souple et adaptable. Cette proposition éducative s'adresse dans le même temps, également à l'enfant et

---

[1] Cet article fait suite à une intervention présentée au carrefour GRANDIR de l'association Jean COXTET du 30 novembre 2017
[2] Educateur Spécialisé
[3] Psychologue
[4] Psychiatre, Tous trois, Établissement Jenner
[5] Vladimir Jankélévitch. Le je ne sais quoi, le rien, La Manière et l'occasion, Tome 1

à ses parents. Elle n'exonère pas ces derniers de leurs responsabilités parentales. Il s'agit d'une coresponsabilité.

Ce dispositif est particulièrement proposé lorsque la séparation familiale est difficile, voire douloureuse. Ces allers et retours apprivoisent une nouvelle distance, sans séparation.

Quatre remarques en préambule :

- Le placement possède une temporalité qui lui est propre. Il s'inscrit dans une trajectoire de vie qui le déborde en amont et en aval. En amont, lorsqu'une situation a débordé l'intimité familiale, elle l'expose au socius ambiant qui va introduire une instance tierce, judiciaire ou administrative. Le placement sera ponctuel, ce qui implique de travailler la sortie quand l'adolescent sera amené à se réinsérer dans la vie sociale avec les acquis de cette parenthèse protégée.
- La réponse sera l'intervention de ce tiers forcément inducteur d'un équilibre différent entre le jeune et son contexte familial. Chacun aura une façon singulière de se réapproprier cette triangulation.
- L'intervention éducative n'est jamais neutre. Elle peut être vécue comme une aide ou comme une intrusion plus ou moins tolérable. Quoi qu'il en soit un placement est toujours forcement ambigu. Il est porteur d'ambivalence, car la demande d'aide définit en creux un sentiment d'impuissance et d'échec le plus souvent culpabilisé.
- Si la plasticité du placement est censée offrir l'éventualité d'une résolution aux problèmes initialement posés, il n'en reste pas moins que l'expérience proposée va induire de nouvelles complexités :
  - Pour l'enfant la confrontation obligée à un collectif qui dépasse la fratrie et le rapport à d'autres adultes que ses parents va immanquablement l'amener à une vision différente de sa famille.
  - Il en sera de même pour les parents, eux aussi amenés à composer avec l'intervention d'une personne tierce.

Descriptif du dispositif éducatif

Le PHARE accueille une vingtaine d'enfants de 6 à 18 ans présents en alternance sur des séquences dédiées et sur un temps suffisamment long pour constater l'évolution de l'enfant vers l'adolescence et la réaction parentale.

Il se trouve que le travail et l'accompagnement éducatif ont permis de constater que les adolescents placés dans le service présentaient pour la plupart d'entre eux une évolution qui « patinait ».

On constatait une immaturité et des carences aux niveaux éducatif, affectif, émotionnel et comportemental.

- Cette immaturité avait pour conséquence des difficultés d'adaptation au niveau d'un collectif et dans un contexte social. Cette réalité décalée était parfaitement flagrante à l'adolescence au regard des autres adolescents du même âge placés en internat « classique ».
- Par ailleurs, ils ne pouvaient se préfigurer leur avenir alors que la perspective de la classe de troisième assez proche allait leur imposer des choix d'orientation.

Partant de ce constat, une réflexion s'est mise en place afin de proposer des outils éducatifs dans le but d'aider et d'accompagner ces jeunes dans cette période de leur entrée dans l'adolescence, angoissante, voire niée pour certains.

C'est ainsi que s'est construit un projet spécifique en créant un groupe d'appartenance intitulé « EN ROUTE VERS L'AUTONOMIE D'UN ADOLESCENT », dit plus simplement « PROJET ADO ». Le compagnonnage éducatif était suffisamment assuré pour formuler la proposition sous forme d'une « injonction surprise » (aussi bien pour l'enfant que pour ses parents) : « tu n'as pas envie de grandir, mais on va t'y aider quand même parce que c'est comme ça, tu es au seuil d'une orientation obligée et sinon c'est toi qui vas en pâtir »

Mise en place du groupe ADO

Le projet avait pour objectif d'ouvrir des adolescents vers une adolescence ordinaire, de pouvoir dédramatiser le quotidien et ses exigences pour les amener à prendre le chemin d'une autonomie ; c'est-à-dire de faire en sorte que ces jeunes soient davantage en phase avec la réalité, de les amener à pouvoir se positionner, faire des choix et se projeter vers l'avenir. Bref, les aider à passer ce cap pour que leur adolescence ne soit pas vécue comme un danger, ni comme un bouleversement trop angoissant, ni pour eux, ni pour leurs parents, si tant est qu'eux aussi soient également concernés.

Le parti pris était de les ouvrir sur l'extérieur en dehors d'un contexte familial trop prégnant. Pour autant il ne s'agissait nullement d'une injonction à sauter le pas vers l'adolescence, le projet n'était en aucun cas envisagé comme une volonté de les faire entrer dans une norme adolescente, d'autant plus que l'époque individualiste actuelle pousse de plus en plus vers une autonomie précoce comme valeur privilégiée qui inciterait à un forçage en faux — self.[6]

Au regard de cette analyse, l'initiative éducative a été de différencier son accompagnement initial en privilégiant l'approche concrète du quotidien et d'apprécier les effets de cette confrontation à la réalité matérielle et relationnelle.

Les critères objectifs de base retenus étaient : avoir au moins douze ans, être collégien, ne pas avoir exprimé des préoccupations d'adolescents et ne pas être dans la possibilité de se projeter vers plus d'autonomie et de nouvelles responsabilités, voire, par exemple, refuser tout simplement de se reconnaitre adolescent à l'âge de 13-14 ans.

Principe du projet

Il s'agissait de mettre les jeunes concernés en situation d'autonomie et en capacité de projection et d'affirmation d'un désir adapté, de manière ludique et pédagogique et ainsi de susciter l'envie de grandir, plutôt que d'en avoir peur.

Objectif du projet

Il visait à donner aux jeunes la capacité et l'appétence de devenir des êtres socialisés autonomes en modifiant les entraves à leur développement, par le biais de la vie courante et de l'apprentissage relationnel autour des temps et initiatives communes.

---

[6] L.GADEAU, *De l'indépendance aux dépendances du désir,* Perspectives PSY, vol 44 n°1 Janvier –mars, 2005

Moyens de mise en œuvre du projet

Les moyens consistaient en l'accompagnement éducatif d'un groupe constitué autour des thèmes tels que : autonomie et socialisation (organisation de séjours, sorties (diurnes et nocturnes), le savoir-faire (ateliers cuisine et activités), le soin de soi (hygiène, « relooking ») et la prévention.

Temporalité du projet

Le projet ado s'est déroulé pendant deux ans avec comme principe éducatif de donner la possibilité aux jeunes d'évoluer à travers des responsabilités et une autonomie de plus en plus grande. Après concertations, il a été mis au point l'organisation de plusieurs séjours et sorties. Un séjour dans le cadre de Center Parc a d'abord été proposé : ce lieu était l'endroit idéal pour évaluer le degré d'indépendance et d'autonomie dans un espace vaste, délimité et protégé. Le dernier séjour qui a clôturé le projet de deux ans a été le séjour en Auvergne au contenu et à l'organisation cette fois-ci pensés et réalisés « de A à Z » par le groupe ado. Chaque membre avait un rôle précis : il allait du « responsable recherche de menus de la semaine + courses », au « responsable recherche d'hébergement », passant par le « responsable activités » ou bien par le « responsable trajets ».

Trois vignettes personnalisées vont illustrer ce travail avant d'aborder des remarques plus générales.

TOUSSAINT

À son arrivée au PHARE, Toussaint a 11 ans. Il est l'aîné d'une fratrie recomposée, il a un frère, son cadet d'un an et une petite demie – sœur. Il est d'origine haïtienne. Les parents se sont séparés. La mère vit avec un nouveau compagnon haïtien lui aussi. Il assure auprès des enfants la fonction paternelle puisque les liens avec le père après avoir été distendus sont totalement inexistants. La mesure éducative a été mise en place à la suite d'un signalement de l'école. Les deux frères sont suivis au CMP (Centre Médico Psychologique) pour des difficultés scolaires. Une AEMO (Action Éducative en Milieu Ouvert) a été mise en place pour les deux garçons. Cette première mesure éducative s'est avérée un échec : elle a été très mal vécue par la mère qui s'est sentie stigmatisée comme maltraitante et abandonnique. Cependant l'inquiétude persistait. Plutôt qu'un placement en foyer classique et devant ce qui est vécu comme un risque d'abandon, un placement des deux garçons au PHARE est retenu. Cette mesure, alternant séparation avec retour régulier au domicile et l'étayage des éducateurs auprès de la famille, est cette fois acceptée.

Le contraste entre les deux frères est saisissant. Le plus jeune frère est mieux investi et plus déluré. Toussaint, lui, est lent, mal à l'aise dans son corps, on pourrait dire qu'il est « balourd ». Il arrive toujours en retard. Il refuse de se doucher, point de désaccord et de tension énorme entre lui et sa mère ; il est incapable de prendre une douche, il panique. Il passe son temps devant la télévision ou les jeux vidéo à tel point que le virtuel semble faire pour lui office de réalité. Il dit, lorsqu'on lui demande lors du PAP (projet accompagnement personnalisé) comment il prend soin de lui, il répond qu'il joue aux jeux vidéo pour éviter les agressions maternelles. En groupe, il se fait passablement malmener par les autres, il ne sait pas se défendre. On a l'impression qu'il du mal à émerger d'une gangue infantile et que c'est son frère qui semble prendre sa place d'aîné. Pour l'heure, il a toujours besoin d'être accompagné. Réfléchir lui est laborieux, il fronce les sourcils ne sachant que dire. Mais il devient plus à l'aise dans le dialogue. L'éducateur plaisante avec lui, lui enjoignant d'ouvrir ses sourcils pour qu'il quitte son apparence « bougonne », qui lui donne l'apparence de ne pas comprendre ce qui lui est dit. Cela deviendra un jeu entre eux : « Mets bien tes sourcils ».

À ses 13 ans, c'est parce qu'il est adolescent que l'équipe le mobilise différemment. Il est choisi pour intégrer le groupe « ados ». Il doit assurer des initiatives comme celles de faire des courses et il y trouve une satisfaction. Il passe de la flemme et de la plainte d'être fatigué à être obligé de prendre des initiatives.

Il s'ouvre effectivement aux autres. On a l'impression qu'il prend pied dans la réalité et prend davantage soin de lui. Le groupe lui offre un ancrage. Il adopte une posture de grand, conforté par les responsabilités ponctuelles qui lui sont demandées. Surtout, chez lui, il peut se plaindre de son frère et reprendre sa place d'aîné. Il commence à s'intéresser aux filles. Il voudrait plus tard avoir une « meuf » qui ressemble à Rihana, et une famille…

À soutenir concrètement des initiatives, il acquiert la confiance en lui qui lui manquait. Il grandit et prend quelques centimètres…

PETER (en référence à Peter Pan)

Peter a 14 ans, mais physiquement il en fait 11. Un retard de deux ans est estimé au regard de ses capacités psychiques et physiques.

Toute la fratrie a été suivie au PHARE, sauf son frère, immédiatement aîné, décrit comme handicapé et qui a toujours mobilisé l'attention familiale. Peter, lui, le plus jeune semble n'avoir eu que les miettes de l'attention parentale. La famille est en grande précarité, l'ouverture à un ailleurs et qui plus est à la culture, est inexistante.

Quand il arrive au PHARE, « il est fermé comme une huître », il ne comprend rien à ce qu'on lui demande et à ses devoirs. Mais il est gentil, il est toujours le premier à rendre service. Il semble comme entravé à toute initiative. Soit, il joue et se rabat sur le groupe des petits, moitié plus jeunes que lui. Soit, il est maltraité par les autres qui, par exemple, décident un jour de lui mettre la tête dans le freezer du frigidaire.

Il n'a pas de défense. Il subit les situations dans lesquelles il est pris. Il est comme totalement déboussolé par la confrontation au monde extérieur. En séjour avec les éducateurs, il passe son temps à creuser des trous dans la terre, sans rien pouvoir en dire.

Il a fallu une impression de reconnaissance de son évolution par son appartenance à un groupe de « grands ». Peter est très heureux de cette intégration, qu'il semble vivre comme une « promotion sociale ». Pour la préparation de ce séjour, il participe et même se trouve super performant pour organiser les trajets sur Mappy. Cependant à son arrivée sur les lieux du séjour il perd tout, incapable de se souvenir de ce qui lui était imparti. En dépit de ces bizarreries, on remarque que celles-ci s'estompent. Fort de l'accompagnement éducatif dont Peter a bénéficié depuis plusieurs années, il devient une force de proposition, s'il faut bricoler des petites réparations, il s'y montre compétent. On sait que c'est ce que lui avait appris son père, aujourd'hui décédé.

Peter, malgré des difficultés persistantes, est soutenu par la présence du groupe. Fier de ses compétences acquises et reconnues, il trouve une posture adolescente, en harmonie avec le groupe de ses pairs, ceux de son âge, sans handicap.

Il se déprend de sa position de victime, évolue très progressivement, sans déclic. Cela prend du temps… À son rythme

CHARLINE

Charline est la plus jeune d'une fratrie de cinq enfants, dont l'inhibition régressive inquiète. Les parents se sont séparés après sa naissance. La famille est déjà bien connue du service : deux de ses aînés ont déjà été suivis par le PHARE après un signalement du CMP qui suit régulièrement la famille. Lors des visites à domicile des éducateurs référents des aînés, sont très inquiets devant le collage physique permanent de Charline à sa mère dans un corps à corps qui la maintient dans une position passive et mutique. Elle a 10 ans quand elle arrive au PHARE. Sa mère déchire le contrat de l'ASE. C'est donc sur ordonnance du Juge qu'elle arrive à son tour au PHARE.

Paradoxalement, son admission n'est pas colorée par la même conflictualité qui opposait précédemment sa mère à cette équipe éducative. C'est Charline qui s'oppose et dénonce ce placement séquentiel qu'elle n'accepte pas et qui lui est imposé.

Charline rencontre de grandes difficultés d'apprentissage, d'abord banalisées du fait de la proximité particulière de sa mère, gardienne dans son école. Elles seront reconnues tardivement. Son retard est estimé à deux ans.

Son refus rend les débuts du placement compliqué ; « on a l'impression d'avoir à faire à une petite folle ». À la moindre contrariété, elle « crise », tape dans les portes, insulte les éducateurs. Face aux autres, elle est « infecte », refuse de participer au collectif.

Malgré son opposition, alors qu'elle va entrer en sixième et qu'elle a 13 ans. L'équipe éducative décide de l'intégrer dans le groupe « ado » et de la faire participer aux prochains séjours. Deux semaines avant le séjour, tout devient conflictuel. « Je n'ai pas envie d'aller à votre séjour pourri », dit-elle. Mais on maintient le projet. Elle accepte, contrite, car, par ailleurs, elle ne veut pas décevoir sa mère qui, elle, est très en accord avec cette proposition.

Après les crises, après avoir testé les limites éducatives, et les sanctions, un dialogue singulier peut s'instaurer, Charline peut faire part de ses angoisses ; ce qui apporte un éclairage sur ses refus systématiques et ses mises en échec, devant une peur panique de perdre la face.

Au retour du premier séjour, elle restera rétive à participer aux ateliers cuisine suivants. À la fin de la première année du projet, elle demande à quitter le groupe en remerciant les éducateurs. Elle estime que le groupe, dans sa forme et sa composante ne peut plus rien lui apporter et préfère faire des choses de son côté. En effet, de tous les jeunes concernés, c'est chez elle qu'on observe l'intériorisation et la compréhension du principe même d'autonomie.

Elle quittera progressivement le PHARE. Elle a trouvé un nouvel espace auprès des siens. Sa venue qui s'inscrit dans la lignée fraternelle nous fait penser à un détour initiatique.

Considérations pluridisciplinaires

Nous aborderons maintenant les réflexions autour de cette expérience que nous avons élaborées secondairement en équipe pluridisciplinaire.

Nous avons pris grand soin à mettre en évidence le savoir-faire éducatif. Souvent on oublie, et cependant c'est fondamental, comment l'action éducative concrète au quotidien peut ouvrir au psychisme avec des conséquences directes sur le processus adolescent. Pour autant il ne s'agit pas d'un travail en solitaire, il s'inscrit au sein d'une équipe pluridisciplinaire et le savoir-faire éducatif n'exclut pas les autres formes de savoirs.

Nous allons maintenant rendre compte de cette pluridisciplinarité en expliquant comment l'approche clinique vient ouvrir, enrichir la compréhension des situations. C'est le pluriel de ces regards qui peut évaluer à la fois l'évolution au quotidien et prendre en compte le subjectif qui va infiltrer cette réalité de ses affects. En particulier prendre en compte les incidences que le décentrement de l'exclusivité parentale et cette ouverture vers un « ailleurs » ne manqueront pas d'induire.

Habituellement l'adolescence est une période riche en turbulences.

Dans les situations que nous avons présentées, on se trouve devant la situation où la crise d'adolescence ne trouve pas l'efflorescence oppositionnelle communément décrite. Les difficultés existentielles des enfants et de leurs parents ont impliqué tellement de problèmes de survie que l'adolescence passe au second plan. Les attitudes d'opposition habituelles à cet âge n'existent pour ainsi dire pas. Cependant, cette panne dans l'évolution, pourrait-on dire, n'échappe à personne. L'adolescent va pour ainsi dire se rétracter dans un comportement infantile et soumis.

Pour l'adolescent

- L'accompagnement éducatif pas-à-pas, au quotidien : « ça ouvre au psychisme » et quelquefois même plus qu'un suivi thérapeutique. On voit bien ici que le séjour à Center Parc est bien plus que de passer quelques jours de détente. Il permet d'envisager un ailleurs possible, un avenir sans les parents et sans les éducateurs puisque les éducateurs sont davantage là en renfort, en soutien, mais que l'organisation, le déroulement appartiennent aux adolescents. Les adolescents ont ainsi la possibilité d'expérimenter concrètement leurs nouvelles compétences. Ils sont capables de préparer des repas, de discuter ensemble de l'organisation et de gérer un planning.
  On ne devient adolescent qu'en groupe. On voit bien que l'équipe propose un petit coup de pouce pour grandir en créant un groupe d'appartenance, ce qui habituellement se fait naturellement. Se retrouver en groupe pour grandir ensemble n'est pas possible pour ces jeunes. Ils ont besoin d'être accompagnés pour pouvoir appartenir à un groupe, mais une fois qu'ils y sont quelque chose se débloque. On peut même imaginer que cela se débloque parce que les éducateurs l'ont envisagé possible. Les adolescents s'étayent sur leurs pairs sans même s'en rendre compte. Les difficultés singulières s'estompent dans le groupe où se côtoient leurs différentes singularités.
- On devient autonome dans la dépendance. Le groupe « ADO » respecte ce paradoxe. Il propose aux jeunes de devenir plus autonome et pourtant avec une très grande

présence éducative d'adultes. On n'est pas là dans le discours parental habituel que l'on entend régulièrement « maintenant t'es grand tu peux le faire tout seul, t'as plus besoin de moi ». Mais plutôt « je pense que tu en es capable et je te propose de relever ce défi avec toi et avec le groupe ».

- Ce sont probablement aussi les allers et retours nombreux grâce au dispositif séquentiel du PHARE qui rendent cette construction vers l'autonomie possible. Allers et retours entre les éducateurs et les parents, entre le domicile et le PHARE, permettent de jouer sur les deux tableaux : rester un enfant tout en étant adolescent, pouvoir être seul pour être en groupe.
- On retrouve dans ce cheminement même un autre paradoxe très fort à l'adolescence l'oscillation entre avancer et régresser entre enfance et adolescence.
- Par leurs initiatives et leurs « performances » nouvellement acquises, ils acquièrent une meilleure estime de soi dont on peut légitimement penser qu'elle aura un impact sur leur mode relationnel.

Pour les parents

Comme nous l'avons souligné précédemment l'hébergement séquentiel constitue le paradoxe d'une continuité dans la discontinuité et va aider à différencier progressivement la séparation du fantasme d'une rupture et d'un abandon.[7]

Cette forme d'accompagnement implique des ponctuations régulières éducateurs/parents qui favorisent l'échange autour des avancées ou les impasses d'une situation donnée. L'apprentissage d'une nouvelle distance est d'une égale intensité pour les parents et les enfants, les propositions éducatives sont faites en même temps aux uns et aux autres.

La confrontation à un collectif qui dépasse la fratrie et le rapport à d'autres adultes que ses parents va immanquablement amener l'adolescent a avoir une vision différente de sa famille. Il en sera de même pour les parents, eux aussi amenés à reconsidérer la vision de leur enfant et à accepter le

[7] N. VACHER NEILL, *Témoignage d'une pratique pluridisciplinaire dans la cadre d 'un service éducatif en hébergement séquentiel* in Enfance et Psy, n° 62, 2014

cheminement vers une autonomie qui implique que leur adolescent sache prendre des décisions pour lui-même.

La mutation pubertaire n'est pas simple, la métamorphose dont l'adolescent va être l'objet lui est imposée. Devant un tel bouleversement pour l'adolescent, plusieurs réactions sont possibles : forcer le passage par une fuite en avant, substituer une dépendance à une autre par des attitudes addictives ou rester en deçà dans une fixation infantile allant parfois jusqu'à confiner au handicap.

Pour les parents, il n'en reste pas moins que pour eux aussi cette période n'est pas évidente. Devant l'inconnu de l'adolescence où ils risquent de ne plus reconnaître leur enfant, certains, même à leur insu, seront rassurés de garder le statu quo d'un statut infantile sans avoir à réaménager l'interdépendance affective. Dans ce cas de figure, les parents peuvent réagir sur le mode d'un déni, un déni relatif, car les transformations sont patentes et ne résistent pas à la comparaison avec les enfants de la même classe d'âge. En miroir l'adolescent va pour ainsi dire se rétracter dans un comportement infantile et soumis ; d'autres, plus rusés, franchiront la frontière de l'enfance comme en contrebande. On le sait, mais on n'en parle pas.

Quoi qu'il en soit, toute panne évolutive à l'adolescence inquiète. Le paradoxe est que plus les parents s'alarment devant ce retard de leur ado plus ils l'infantilisent davantage ; ils perdent patience et confiance dans un présent anxiogène qui effacent toute projection d'avenir. C'est précisément là que le tiers éducatif peut dénouer cette entrave en apportant un regard différent au décours des observations de la vie collective.

Quelques points communs aux trois vignettes

- 1. La confiance transférentielle avec les éducateurs tant de la part des adolescents que de leurs parents était un préalable indispensable à la réalisation du projet, car, sans cela, cette expérience d'un « ailleurs » du contexte familial n'aurait pu se mettre en place.
- 2. Ce pari initial prend pied dans la réalité : celle de l'âge, réalité incontestable de l'adolescence qui est là, même si on fait mine de ne pas la voir. Elle s'infiltre comme en contrebande par des esquisses d'affirmation singulière

repérées par certaines attitudes auprès des plus jeunes enfants du groupe initial du placement au PHARE.

- 3. Ces adolescents vont devoir s'inscrire dans l'exigence inéluctable d'avoir à grandir. Comme tous les adolescents, ils ne savent pas ce qu'ils veulent faire plus tard. Mais la différence c'est que pour les adolescents normaux c'est une incertitude ouverte comme par trop d'espace où se bousculent les possibles, alors que pour eux c'est un avenir barré qui ne peut se dire ni même s'imaginer, comme hors de leur portée.
- 4. Il a fallu la dynamique nouvelle du collectif pour révéler les compétences de chacun aussi minimes soient-elles et les entraîner vers une évolution possible
- 5. Il semble important de souligner que les évolutions observées chez Toussaint, Peter et Charline ne sont pas à mettre au crédit unique du projet « ADO ». Elles sont le fruit d'un accompagnement global, mais aussi individuel des années durant. Le projet venant étayer le travail éducatif, par le biais du collectif.

Pour conclure

Nous avons souhaité par cette réflexion plurielle valoriser l'apport d'une expérience éducative en institution au regard d'une évolution où grandir est initialement une initiative difficile et angoissante dans un contexte carencé.

Comment aider à l'évolution une immaturité préoccupante qui dépasse le cadre familial pour devenir transparente au socius ambiant et induire une intervention extérieure dont on attendra l'efficience ?

C'est là que nous voulons insister sur l'éthique de réponses éducatives qui nécessitent rigueur et disponibilité :

- Rigueur dans la mise en place d'une proposition éducative qui décline un accompagnement souple et adapté soutenu par les relations transférentielles qui se sont nouées entre parents, enfant, équipe éducative au cours du placement.
- Disponibilité des initiatives où chaque partenaire peut s'engager à confiance égale dans une expérience sans en savoir le dénouement. « Autrement dit, l'équipe éducative, comme le dit J. Rouzel, adoptera une position

rigoureuse de disponibilité, de l'inconnu, de savoir de ne pas savoir, se laisser surprendre par l'insu, l'inouï d'une rencontre humaine. »[8]

- Rigueur à « Utiliser – comme le dit J Hochmann – les activités de la vie quotidienne pour promouvoir chez l'enfant ou l'adulte en grande difficulté psychique, une activité de mentalisation qui le détourne de ses affects et de ses défenses. »[9]
- Disponibilité à une réflexion plurielle ouvrant à une approche clinique pouvant enrichir la compréhension de la complexité de certaines situations.

Nous avons abordé la question du grandir en focalisant notre attention sur l'adolescence, ce passage de la famille au lien social comme le dit J.-J. Rassial[10]. Nous avons délibérément mis entre parenthèses l'analyse de l'histoire infantile sans pour autant négliger l'importance de sa réactualisation à l'adolescence sur laquelle nous avons travaillé lors des réunions de synthèse pluridisciplinaires.

Nous avons privilégié l'engagement de l'expérience éducative sur un triple pari :

- Le pari initial de prendre pied dans la réalité : celle de l'âge. L'adolescence est là même si on fait mine de ne pas la voir.
- Tabler sur la relation de confiance tripartite éducateurs – adolescents – parents, travaillée tout au long du placement.
- Instaurer un groupe d'appartenance, car on ne devient « ado » qu'en groupe.

Pour conclure avec Winnicott : « Grandir n'est pas seulement une affaire de tendances héritées, c'est aussi une question d'interaction complexe avec un environnement facilitant ».[11]

Alors l'avenir peut trouver de nouvelles déclinaisons.

---

[8] J.ROUZEL, *La clinique, avenir de l institution*, Intervention à Pau, 2009.

[9] J HOCHMANN, *Soigner, éduquer, instituer, raconter. Histoire et actualité des traitements institutionnels des enfants troublés*. Rev. Fr. Psychanalyse 4-2006

[10] J.J. RASSIAL, *Le passage adolescent,* Ères poche, 2010

[11] D.W .WINNICOTT, *L'immaturité de l'adolescent,* in Conversations ordinaires, Gallimard, 1988.

Bibliographie

GADEAU, L. 2005 « De l'indépendance aux dépendances du désir », Perspectives Psy, vol 44 n° 1

HOCHMANN J. 2006 « Soigner, éduquer, instituer, raconter. Histoire et actualité des traitements institutionnels des enfants troublés ». Rev. Fr. Psychanalyse 4

RASSIAL J. 2010 « Le passage adolescent », Ères poche,

ROUZEL J. 2009, « La clinique, avenir de l'institution », Pau, ITS, l'Association Agregats, CREAHI d'Aquitaine, Maison d'Enfants Saint Vincent de Paul de Biarritz.

VACHER NEILL, N. 2014., « Témoignage d'une pratique pluridisciplinaire dans la cadre d'un service éducatif en hébergement séquentiel », Enfances & Psy, n° 62

WINNICOTT, D. W. 1988. « L'immaturité de l'adolescent », *Conversations ordinaires*, Paris, Gallimard

CABINET DE LECTURE.
ANALYSE DE FILMS,
DE JEUX VIDÉO

Life is Strange[1]

Marine Rannou

À l'occasion de la sortie de *Life is Strange 2*, dont le premier épisode est paru en septembre 2018, je vous propose de revenir sur le premier opus qui fit le succès de la série.

Life is Strange est un jeu vidéo narratif qui illustre à merveille les questionnements et les tourments adolescents en abordant divers sujets tels que la dépression, le deuil ou encore la culpabilité. Dès lors, *Life is Strange* résonne parfois intimement avec les problématiques du processus adolescent. Durant ce temps délicat et fondateur, de nombreux remaniements vont s'opérer, tant sur le plan physiologique que sur le plan psychique. D'une part, l'avènement de la puberté s'accompagne d'une flambée pulsionnelle et confronte l'adolescent à la reviviscence du conflit œdipien, et d'autre part, il doit élaborer la question de la séparation et de la perte qui remet en jeu la position dépressive et fragilise ses assises narcissiques. Tous ces bouleversements s'imposent à lui et implique qu'il doit tolérer la passivité pour accueillir ces changements, et ce notamment par les modifications corporelles qui échappent à sa volonté et à son contrôle. En nous proposant de nous immerger dans la vie quotidienne de Maxine Caulfied (nommé aussi Max), une adolescente de dix-huit ans capable de remonter le temps sur de courtes durées, *Life is Strange* met en lumière les difficultés rencontrées dans l'élaboration psychique des problématiques du processus adolescent.

[1] Développé par le studio Dontnod Entertainment en 2015.

La thématique de la séparation et de la perte dans *Life is Strange*

Nostalgique de son passé, Max décide de retourner dans sa ville natale pour y étudier la photographie. À son retour, Max appréhende de retrouver son amie Chloé qu'elle a perdue de vue suite à son déménagement, il y a cinq ans de cela. Depuis, Max n'a ni donné, ni pris de nouvelles de Chloé, quand bien même celle-ci avait récemment perdu son père, victime d'un accident de voiture qui eut lieu peu de temps avant le départ de l'adolescente. Rongée par les remords et la culpabilité d'avoir laissée derrière elle son amie, Max fuit l'inévitable retrouvaille. Au bout de quelques semaines, les deux adolescentes finiront par se retrouver lors d'une situation houleuse où Chloé se dispute violemment avec un étudiant qui brandit une arme contre elle. Ignorant encore qu'il s'agit de Chloé, Max reste cachée, et assiste passivement à la scène qui se déroule sous ses yeux. Malheureusement, la dispute tourne mal et Chloé se fait tirer dessus. Max jaillit alors de sa cachette, et dans un geste désespéré se retrouve propulsée quelques minutes avant ce tragique événement. Max découvre qu'elle est capable de remonter le temps. On peut distinguer trois capacités à son pouvoir : rembobiner et arrêter le temps sur une courte période, et se téléporter en se concentrant sur une photo pour rejoindre le moment où le cliché a été pris. Nous pouvons supposer que le pouvoir de Max naît de son incapacité à faire table rase du passé, mais aussi de son désir de réparation envers Chloé. Max montre ainsi qu'elle ne peut se résoudre à l'idée de perdre son amie pour de bon, sans avoir eu l'occasion de la retrouver et de réparer ses torts. Mais contrairement à ce que Max imagine, il ne s'agit pas d'user de ce pouvoir pour construire un futur idéal, pour fuir les aléas de la vie quotidienne ou encore venir en aide à son entourage. L'intérêt de ce pouvoir réside dans ce qu'il offre, c'est-à-dire du temps pour pouvoir retrouver Chloé et apprendre à s'en séparer sans s'effondrer, afin d'être en mesure d'accepter de la perdre. Tout au long de la vie, chaque séparation, même temporaire, peut être colorée d'un caractère douloureux lié à une menace de perte. Ainsi, la séparation et la perte sont parfois intimement liées, voire confondues. L'élaboration de la séparation est essentielle pour le sujet afin qu'il ne se sente ni démuni ni en détresse lorsque l'objet d'amour est absent. Dans le cas contraire, l'échec de l'élaboration de la séparation avec l'objet peut s'observer par des craintes ou des inquiétudes excessives en amont de la séparation, des symptômes somatiques, et une dépendance vis-à-vis de celui dont l'absence est vécue comme une perte. Au début du jeu, Max n'est pas encore en mesure d'accepter la mort de son amie Chloé. Elle n'a qu'une idée en tête, ne plus commettre les mêmes erreurs et décide alors d'agir pour changer le cours de l'histoire. Ainsi, elle revient sur les lieux du futur meurtre et évite l'assassinat de son amie. Au fil du temps et des péripéties, Max apprend à maîtriser son pouvoir et tente de l'utiliser à bon escient. Mais une vision apocalyptique où une tornade menace de détruire sa ville met en garde Max quant aux conséquences d'un tel pouvoir. L'image de la tornade peut aussi représenter le monde de l'enfance qui est effracté par le pubertaire, la flambée pulsionnelle et la reprise de conflits antérieurs, qui propulse, dès lors, l'adolescent dans un univers chaotique.

Choisir, c'est savoir renoncer

Le gameplay de *Life is Strange* repose sur l'actualisation d'une série de choix effectués par le joueur lors des embranchements de potentialités narratives. Cette formidable liberté procure à celui-ci l'impression qu'il est l'auteur de sa propre histoire, même s'il ne crée pas un contenu scénaristique original, mais déploie une histoire programmée, dont certains pans resteront inexplorés. Jusque dans une certaine mesure, le pouvoir de Max nous permet de revenir sur nos choix afin d'expérimenter diverses situations, de changer le cours des événements ou d'une discussion, ou tout simplement d'explorer les différentes branches de l'arbre des possibles. Le joueur sera confronté à de nombreuses situations dans lesquelles il pourra user de son pouvoir pour parvenir à ses fins ou réparer ses erreurs. Mais tout comme Max, il se trouve parfois face à des choix difficiles et dont l'issue aura des conséquences sur la suite du jeu. Certains choix sont même susceptibles de générer des remords après-coup, mais une telle expérience nous permet de saisir qu'il faut assumer ses actes pour continuer à avancer. Jusqu'ici, Max était en position d'observatrice passive. Elle préférait rester à distance et prendre des photos de ce qu'il se passe autour d'elle plutôt que d'y prendre part. C'est sa timidité et sa difficulté à aller vers les autres qui inhibent Max et qui la maintiennent dans cette position de spectatrice. Désormais armée de son incroyable pouvoir, Max n'hésite plus à agir, ce qui la mène bien souvent à se trouver dans des situations délicates. Par exemple, le joueur devra choisir entre mentir ou dire la vérité, entre venir en aide à une camarade ou la laisser seule, ou encore entre fouiller une pièce pour obtenir des renseignements ou respecter l'intimité d'autrui. Saisi de questionnements, le joueur se retrouve face à lui-même et finit par se demander « qu'est-ce que je ferais si c'était moi qui étais placé dans cette situation ? » N'est-ce pas là une façon formidable de se découvrir, mais aussi de pouvoir expérimenter, en toute sécurité, quelles seront les conséquences de nos actes ? Dans tous les cas, les choix du joueur ne changent pas fondamentalement la ligne scénaristique du jeu, puisque l'aboutissement de celui-ci restera le même pour tous. Mais même si l'impact de ses choix reste assez mineur sur la narration du jeu, ils n'en restent pas moins déterminants, tant sur les événements que sur l'expérience du joueur. Le dernier choix est d'ailleurs le plus marquant de tous, puisqu'à la fin du jeu vidéo, Max réalise que la toute-puissance qu'offre son pouvoir est à l'origine de la tornade cataclysmique qui menace de détruire sa ville. La seule façon d'échapper à ce destin funeste est de revenir là où tout a commencé afin que le cours du temps suive à nouveau sa propre trajectoire. En d'autres mots, Max doit revenir à l'origine de son pouvoir et ne pas déjouer le meurtre de Chloé qui modifia irrémédiablement le cours du temps. Le joueur fera alors face à un ultime choix qui implique qu'il devra composer (ou non) avec la castration, le renoncement à la toute-puissance et la perte d'un objet d'amour. *Life is Strange* nous fait alors comprendre qu'il n'y a pas de scénario idéal, car la vie est ainsi faite.

Illustration d'un cas clinique

Je reçois Éliot dans le cadre d'un entretien. C'est un adolescent de dix-sept ans qui vit avec sa mère et son petit frère. Cela fait déjà quelques années que ses parents ont divorcé, et depuis, il n'a plus de contact avec son père qui ne désire plus revoir son fils. Ce sujet reste sensible et difficile à aborder pour Éliot qui tente de dédramatiser la situation, tout en réprimant l'expression d'agressivité à l'égard de son père. Éliot n'a pas souhaité s'épancher sur le sujet, mais au cours de l'entretien qui portait sur sa pratique vidéoludique, j'ai constaté qu'à défaut d'attaquer son propre père, des mouvements de haine étaient projetés sur les figures paternelles du *jeu Life is Strange*.

Éliot déteste David, le beau-père de Chloé, car il juge ce personnage trop sévère, rigide et intrusif. Mais au-delà de la personnalité du personnage, David renvoie Éliot à sa propre histoire personnelle puisque sa mère a récemment rencontré un nouveau compagnon. Ce télescopage entre une situation réelle et une situation mise en scène au sein du jeu a fait surgir des éléments œdipiens dans le discours d'Éliot. En effet, le nouveau compagnon de la mère d'Éliot, tout comme David dans *Life is Strange*, vient éveiller des sentiments d'hostilité. Cet homme s'impose comme un tiers séparateur qui s'octroie l'amour de la mère, et ravive les fantasmes parricides œdipiens. Ainsi, Éliot s'identifie parfaitement à la situation de Chloé qui déteste son beau-père et éprouve de la rancœur envers sa mère, qui a choisi un autre homme, remplaçant fantasmatiquement le père défunt. Au fil de l'entretien, Éliot réalisera que le départ de son père revêtait les couleurs de la perte, puisqu'il associera cette séparation avec la mort tragique du père de Chloé.

À l'inverse, le personnage du professeur Jefferson est une figure paternelle idéalisée. Mais cet amour pour ce personnage s'est transformé en haine et en désir de mort lorsqu'Éliot a réalisé que Jefferson n'était pas celui qu'il pensait. Jefferson est en quelque sorte ce père idéalisé qui a déçu. D'ailleurs, Éliot se reconnaît dans le protégé de Jefferson, qui a été manipulé et abandonné par ce dernier, voyant en ce personnage le fils trahi et abandonné par le père.

En un sens, les personnages masculins du jeu vidéo ont permis à Éliot d'attaquer la figure paternelle tout en se préservant de cette agressivité qui peinait à se déployer et à s'exprimer dans la réalité. Les mécanismes de projection et de clivage ont ainsi permis à Éliot de traiter l'agressivité et la haine, initialement adressées à son propre père, en attaquant les mauvais objets du jeu vidéo qui pouvaient contenir les projections de l'adolescent. L'intérêt est double puisque d'une part le père dans la réalité est préservé, et d'autre part, en attaquant les antagonistes du jeu, Éliot a évité que son agressivité ne se retourne contre lui sous forme de culpabilité ou de représailles.

Au sein de l'entretien, j'ai aussi observé une remise en jeu de la position dépressive où se séparer physiquement de Chloé, objet d'amour, semblait éveiller chez Éliot des angoisses d'abandon. La séparation d'avec Chloé était impossible, tout comme sa perte était inenvisageable et pouvait plonger Éliot dans un état de détresse. Ainsi, avoir le pouvoir de remonter le temps permettait à Eliot de contrôler les événements et d'éviter toute situation de séparation et de perte. Porté par le sentiment de toute-puissance, Éliot, considérant qu'il était le maître du destin de Chloé, s'est évertué à éviter de la perdre. À ce sujet, j'aimerais développer une situation où Eliot a été confronté à la perte : le suicide de Kate.

Au cours de l'aventure, le joueur apprend qu'un personnage, Kate, est victime de cyber harcèlement. L'adolescente ne sait pas comment s'en sortir et sombre peu à peu dans la dépression. Le personnage de Max, que nous incarnons, va tenter de l'aider du mieux qu'elle peut, mais les décisions du joueur détermineront la suite des événements dont l'issue peut être dramatique. Éliot ne semble pas particulièrement inquiet pour Kate, et préfère passer du temps avec Chloé. Mais Kate a besoin de soutien, et elle téléphone à Max. À ce moment-là, Éliot, devant trancher entre décrocher le téléphone pour soutenir Kate, quitte à décevoir Chloé visiblement agacée par cet appel, ou ne pas décrocher et par conséquent laisser tomber Kate, décide d'ignorer l'appel de celle-ci, pourtant en détresse, afin de rester avec Chloé. À la fin de l'épisode, Kate décide de mettre fin à ses jours. Grâce à son pouvoir, Max parvient à la rejoindre en arrêtant le temps. Ce lourd effort la prive momentanément de son pouvoir, et seuls les choix de dialogue détermineront l'issue finale. Éliot ayant ignoré l'appel de Kate, celle-ci lui fait remarquer alors qu'il n'a pas été là pour elle. Malgré deux tentatives, Éliot ne parvient pas à sauver Kate. L'adolescente s'est suicidée, laissant Éliot abasourdi et dans l'incompréhension la plus profonde.

Éliot pensait avoir sélectionné les bonnes lignes de dialogue qui déjoueraient la potentielle situation dramatique. Mais cela n'a pas été suffisant, en dépit de tous les efforts qu'il avait mis en œuvre pour la sauver. En un sens, Éliot a fait vivre à Kate ce qu'il vit lui-même avec son père qui ignore ses appels.

RÉSUMÉS ET MOTS-CLÉS

Le corps persécuteur à l'adolescence, Wedraogo, ou la question du hasard

Christine Theodore

Résumé : Cet article issu d'une Cooperation interhospitalière entre l'EPS de Ville Evrard (Seine-Saint-Denis) et le CHU Yagaldo (Burkina Faso), expose le cas d'un jeune homme présentant après plusieurs accidents de la route des hallucinations visuelles et des troubles du sommeil et des idées suicidaires. Ces symptômes surgissent dans un conflit entre plusieurs systèmes de référence — le dispositif citadin, moderne : individuation, réussite dans les études, présence de l'argent comme monnaie d'échange, inconduites citadines, médecine conventionnelle, etc. Le dispositif rural, traditionnel : conduites groupales, don/contre don, prescription culturelle des conduites, médecine traditionnelle, etc.…Le dispositif religieux musulman. Le dispositif clanique, familial. Comment ces différents systèmes peuvent-ils donner sens à ce corps accidenté persécutant persécutant ?

Mots clés : Accident, tentative de suicide, image du corps, soin interculturel

Summary: This article is the result of an inter-hospital cooperation between the Health Public Institution of Ville Evrard (Seine-Saint-Denis) and the University Hospital Center Yagaldo (Burkina Faso), and it presents the case of a young man who, after several road accidents, suffers from visual hallucinations, sleep disorders and suicidal thoughts. These symptoms arise from a conflict between several reference systems - the urban, modern system: individuation, academic

success, presence of money as currency, urban misdeeds, conventional medicine, etc. The rural, traditional system: group conduct, donation/counter-donation, cultural prescription of conduct, traditional medicine, as well as the Muslim religious system and the clan and family system. How can these different systems give meaning to this persecuted and injured body?
Keywords: Accident, suicide attempt, body image, traditional treatment

L'offre et la demande

Patrick Clervoy

Résumé : Cet article interroge une évolution sociétale qui offre une possibilité de réajustement chirurgical du « soi »

Les chirurgiens plasticiens sont confrontés à une catégorie nouvelle de patients : des adolescents qui font des demandes esthétiques qui ne concernent aucun défaut particulier, mais une demande singulière, celle de leur donner des traits physiques pour ressembler à un modèle idéalisé. Ce sont souvent les mêmes, pour répondre à des canons esthétiques qu'ils trouvent sur Internet. (*Barbie surgery)* Ils veulent ressembler à un personnage fictif qui existe en figurine ou au cinéma. D'autres cas illustrent le *Body Identity Integrity Disorder* à travers la demande de chirurgie pour refaire son corps au travers de multiples opérations ou d'imposer au chirurgien une amputation grâce à des autoagressions.
Mots clés : Transformation du corps, chirurgie, modèle idéalisé (*Barbie surgery), Body Identity Integrity Disorder*
Summary: This article questions a societal evolution that offers the possibility of surgical readjustment to the "self". Plastic surgeons are confronted with a new category of patients: adolescents who make aesthetic demands that do not concern any particular defect, but are a singular request for physical features that will enable them to resemble an idealized model. These demands respond to aesthetic canons that they find on the Internet. (Barbie surgery) They want to look like fictional characters that only exist in the world of figurines and movies. Other cases illustrate the body identity integrity disorder through requests for surgery that remake the body through

multiple operations or that impose on the surgeon an amputation through self-aggression.

Keywords: Body transformation, surgery, idealized model, Barbie surgery, body identity integrity disorder

Je *est* un autre… corps

J. Brunelle et A. Condat

Résumé : Depuis cinq ans, une consultation spécialisée « identité sexuée » s'est ouverte dans le service de psychiatrie de l'enfant et de l'adolescent du Professeur Cohen à la Pitié Salpêtrière. Soixante et onze patients ont été reçus entre septembre 2013 et décembre 2017 et les demandes ne cessent de croître. Elles concernent des enfants prépubères et des adolescents.

Dans la rencontre avec les adolescents qui se définissent comme « transgenres », la question du corps sexué est souvent centrale. La puberté venant rappeler pour eux le caractère définitif de l'appartenance au sexe d'assignation de naissance, le réel de l'anatomie déclenche, précipite ou majore la souffrance.

Quelle est la nature de cette souffrance ? En particulier, peut-on parler d'une dimension persécutrice de ce corps sexué ?

Dans un premier temps, nous préciserons quelques définitions du lexique utilisé dans le champ de la transidentité dont l'évolution est constante. Nous décrirons ensuite la cohorte des adolescents qui ont été reçus à la consultation pour enfin se pencher sur la question du corps sexué chez ces jeunes.

Il s'agira d'une approche essentiellement clinique sans prétendre à une théorisation quelconque.

Mots clés : Corps sexué, transidentité, adolescence, consultation spécialisée

Summary: Five years ago, a specialized consultation "gender identity" has opened in the child and adolescent psychiatry department of Professor Cohen at Pitié Salpêtrière hospital. Seventy-one patients were received between September 2013 and December 2017 and requests are still increasing. They concern prepubescent children and adolescents.

In the meeting with adolescents who define themselves as "transgender", the issue of the sexed body is often crucial. During puberty, the reality of anatomy triggers, precipitates or increases suffering.

What is the nature of this suffering? In particular, can one speak of a persecutory dimension of this sexed body?

First, we will clarify some definitions of the lexicon used in the field of transidentity whose evolution is constant. We will then describe the cohort of adolescents who were received at the consultation to finally address the issue of the sexed body among these young people.

It will be essentially a clinical approach without pretending any theorization.

Keywords: Sexed body,transidentity, adolescence, specialized services

« Pfff ! » : de la difficulté à concilier corps, maladie et adolescence

G. Gilormini, E. Laurent, A. Bensoussan

Résumé : À partir d'une vignette clinique, nous proposons de questionner les liens entre maladie somatique chronique et adolescence, en s'intéressant plus particulièrement à ce qui se joue au niveau du corps. Du corps malade au corps pubère, comment composer avec cette maladie dans son lien avec son corps ?

Notre réflexion s'ancre dans une pratique quotidienne auprès d'adolescents hospitalisés dans un centre soins-études. Nous nous sommes donc également interrogées sur l'apport des soins et sur la fonction de l'équipe pluridisciplinaire auprès de ces patients.

Mots clés : Corps, puberté, alimentation, maladie chronique, transmission entre équipes.

Summary: Based on a clinical vignette, we propose to question the links between chronic somatic disease and adolescence, with a particular focus on what is happening to the body. From the sick body to the pubescent body, how do we deal with this disease in regards to its relationship to the body? Our thinking is rooted in daily practice, with adolescents who are hospitalized in a care and study center. We therefore also questioned the provision of care and the function of a multidisciplinary team working with these patients.

Keywords: Body, puberty, diet, chronic illness, caregivers.

Du corps éprouvé au corps persécuteur : l'expérience limite des adolescents atteints de cancer face à la 'violence ordinaire' des traitements oncologiques

Gabrielle Marioni

Résumé : Cet article interroge la fonction du psychologue au sein de l'équipe pluridisciplinaire dans un service d'oncologie pédiatrique.

Cet article présente des situations d'adolescents atteints de cancer, qui sont adressés par les équipes soignantes comme étant potentiellement « déprimés par la maladie » et « à risque de ne plus vouloir poursuivre les protocoles thérapeutiques ».

Le corps, en même temps qu'il est soigné, est « attaqué » par la lourdeur des traitements oncologiques et leurs conséquences. Cette violence inhérente aux traitements et les répercussions physiques et psychiques qu'elle induit, est rarement prise en compte pour expliquer la détresse de certains adolescents atteints de cancer, voire peut-être occultée par les équipes soignantes, qui convoquent souvent la violence de la maladie.

Mots clés : Oncologie, adolescents, effets des traitements, rôle du psychologue

Summary: This article examines the psychologist's function within a multidisciplinary team in a Pediatric Oncology Department. This article presents situations of adolescents who have cancer, who are referred to by health care teams as potentially "depressed by the disease" and "at risk of no longer wanting to pursue therapeutic protocols".The body is "attacked" by the heaviness of oncological treatments and their consequences, at the same time as it is being treated. This violence is inherent to these treatments. The physical and psychological repercussions it induces is rarely taken into account to explain the distress of some of these adolescents who have cancer. It even may be overlooked by the health care teams, who often only recognize the violence of the disease itself and not the other repercussions.

Keywords: Oncology, adolescents, effects of treatment, role of the psychologist

La maladie rénale chronique : une maladie en plusieurs actes : exemple d'un projet coopératif d'une consultation d'annonce infirmière en néphrologie en Île-de-France

Farida Amiour

Résumé : Cet article présente un projet de consultation d'annonces en service de néphrologie. Il s'agit d'informer de leurs pathologies des patients souffrant d'insuffisance rénale chronique particulièrement dans le cas de la mise en place de traitement de suppléance comme la dialyse ou la transplantation. Cela implique la collaboration entre le néphrologue, l'infirmier et les psychologues et une formation à la conduite d'entretien.

Mots clés : Consultation d'annonce, néphrologie, formation à la conduite d'entretien

Summary: This article presents a project to consult ads in nephrology service. It is a question of informing patients suffering from chronic renal insufficiency of their pathologies, particularly in the case of the implementation of substitution treatment such as dialysis or transplantation. This involves collaboration between the nephrologist, nurse and psychologists and training in interviewing.

Key words: Announcement consultation, nephrology, training in interview management

Quand la douleur persécute : emprise du corps et corps sous emprise

Dr Nicolas Girardon, Dr Amélie Bremare, Mélanie Margot, Maurice Tognoli

Résumé : À partir de l'observation d'une adolescente de quinze ans hospitalisée dans une unité de double prise en charge Médecine Physique et Réadaptation – Pédopsychiatrie, une réflexion concernant la psychopathologique sous-jacente est

menée afin de mieux comprendre les difficultés de prise en charge de ces adolescents douloureux chroniques.
Mots clés : Adolescent douloureux chronique, Unité de double prise en charge MPR-Pédopsychiatrie, Attachement contrôlant/soignant, Relation d'emprise
Summary: Based on an observation of a fifteen year old girl, hospitalized in a Dual Care Unit: Physical Medicine and Rehabilitation - Child Psychiatry, this is a reflection on the underlying psychopathology that is conducted in order to better understand the difficulties of managing these chronic pain adolescents.
Keywords: Chronic pain adolescent, Dual Management Unit Physical Medicine and Rehabilitation, Controller/ Caregiver Attachment, Grievance Relationship

La douleur chronique à l'adolescence : achoppement du processus de séparation-individuation. Prise en charge psychomotrice et psychologique en unité de psychiatrie

Léa Camaret-Durquety et Anne-Laure Pouzoulet

Résumé : La douleur chronique à l'adolescence empêche de se mouvoir librement, réduit les capacités exploratoires tout comme elle fige, sur le plan intrapsychique, le processus de séparation et d'individuation. L'adolescent s'accroche à cette douleur jusqu'à se fondre avec : elle devient garante de son identité, elle le définit. Le travail thérapeutique consiste à diminuer la douleur tout en protégeant les assises narcissiques, pour éviter l'effondrement identitaire. Le psychomotricien, en favorisant la reconnexion de l'adolescent à ses ressentis corporels, permet dans le même temps l'émergence d'affects. La voie vers un travail psychothérapeutique est ouverte. Ainsi, la complémentarité des pratiques, psychique et corporelle, favoriserait chez ces patients la diminution de la douleur, l'amélioration des capacités d'intériorisation et relancerait alors le processus adolescent jusque-là immobilisé.
Mots clés : Adolescence, Douleur chronique, Identité, Narcissisme, Psychomotricité, Médiation

Summary: Chronic pain in teenage years prevents from moving freely, reduces exploratory capacities, just as it freezes, intrapsychically, the process of separation and individuation. The adolescent clings to this pain until she or he merges with it: it becomes the guarantee of her or his identity, it defines her or him. The therapeutic work consists in reducing the pain while protecting the narcissistic foundations, to avoid the collapse of identity. The psychomotor therapist, by promoting the reconnection of the adolescent to his bodily feelings, allows at the same time the appearance of affects. The path to psychotherapeutic work is open.Thus, the complementarity of practices, psychic and bodily, would encourage in these patients the reduction of pain, improving abilities to internalize and revive the adolescent process so far immobilized.
Keywords : Adolescence, chronic pain, identity, narcissism, psychomotricity, mediation

De l'utopie du corps à la création, Fragment d'un travail thérapeutique par des médiations artistiques

Pablo Votadoro

Résumé : À partir des productions en art-thérapie par une patiente hospitalisée pour anorexie mentale, la place des médiations artistiques est envisagée dans un processus de substitution du corps médium par le médium culturel. Cette bascule s'opère à partir de l'espace de jeu que permet le champ transférentiel instauré entre le patient et le thérapeute. Le cas présenté se singularise par le questionnement du lieu du sujet, là où le corps se trouve pris par l'irreprésentable et l'utopie de l'autre.
Mots clés : Art-thérapie, anorexie, transfert
Summary: Based on the art therapy productions done by a patient hospitalized for anorexia nervosa, the place of artistic media is considered through the process of a substitution of the medium's body by the cultural medium. This switchover takes place from the play space created by the transfer field set up between the patient and the therapist. The case presented is characterized by the inquisition of the subject's place, in which the body is taken by the unrepresentable and the utopia of the other.

Keywords : Art therapy, anorexia, transference

Effets boomerang d'un passage à l'acte autoagressif d'une jeune adulte

Mélanie Margot

Résumé : Le corps, au centre des préoccupations de l'adolescent et de sa construction identitaire, peut s'avérer devenir persécuteur après avoir été persécuté suite à un passage à l'acte autoagressif par défenestration.

C'est à travers l'étude de la prise en charge d'une jeune adulte que nous mettons en lumière l'impact psychique, moteur, familial et social d'un tel geste.

Mots clés : Tentative de suicide, préoccupations corporelles, famille

Summary: The body, at the center of a teenager's concerns and identity construction, may turn out to be a persecutor, after being persecuted by the self-aggressive act of defenestration. It is through the study of the care of a young adult that we highlight the psychic, motor, familial and social impact of such a gesture.

Keywords: Suicide attempt, body concerns, family

Quand une médiation thérapeutique autour de la terre donne accès à une amorce de réconciliation avec l'image du corps

Audrey Perreaut

Résumé : Cet article a pour objectif d'illustrer cliniquement le biais par lequel l'atelier à médiation thérapeutique 'terre', centré sur le modelage et l'émaillage d'objets créés par des patients, constitue à la fois un outil d'évaluation diagnostique et un levier thérapeutique. Il met en lumière la vignette clinique d'un patient hospitalisé pour troubles anxieux et refus scolaire, dans une unité de soins post-aiguë pour adolescents, pour qui la problématique corporelle est au centre des préoccupations et des angoisses.

Mots clés : Médiation thérapeutique, Moi-peau, troubles anxieux, adolescent, sensorialité, image du corps

Summary: The purpose of this article is to clinically illustrate the bias of a "clay-based" therapeutic mediation workshop, centered on the modeling and enameling of objects created by patients, and how it could be constituted as a tool for diagnostic evaluation as well as a therapeutic lever. It highlights a clinical vignette of a patient hospitalized in a post-acute care unit for adolescents, for anxiety disorders and school refusal and for whom the bodily problematic is at the center of his or her concerns and anxieties.

Keywords: Therapeutic mediation, clay workshop, body image, skin me, malleable medium

Corps en souffrance/corps enseignant

Nadine Aigloz, Catherine Domerc, Magali Faventines

Résumé : Trois professeurs au Centre Médical et Pédagogique pour Adolescents (Fondation Santé des Étudiants de France) partagent leur expérience d'enseignantes auprès d'élèves patients handicapés moteurs autour de la question : que mettre en place sur le plan pédagogique pour que le corps persécuté ne soit pas persécutant pour l'élève et pour l'enseignant ?

Mots clés : Handicap moteur, adolescents, corps persécuté, évaluation, médiation pédagogique

Summary: Three professors at the Centre Médical et Pédagogique pour Adolescents (Fondation Santé des Étudiants de France) share their experience as teachers of students with motor disabilities around the question: what should be put in place at the pedagogical level so that the persecuted body is not persecuting for the student and the teacher?

Key words: Motor disability, adolescents, persecuted body, evaluation, pedagogical mediation

Grandir or not grandir, une expérience éducative en institution

Jean-Christophe Flavien – Marie Bellier – Nicole Vacher Neill

Résumé : Dans le cadre d'un Placement avec Hébergement Aménagé et Relais Educatif dont l'accueil est séquentiel, alternant séquences d'internat et retour en famille selon un temps d'accompagnement souple et adaptable, cet article présente la mise en place d'un groupe ado autour des thèmes tels que : autonomie et socialisation (organisation de séjours, sorties (diurnes et nocturnes), les savoir-faire (ateliers cuisine et activités), le soin de soi (hygiène, « relooking ») et la prévention. Cette proposition éducative décline un accompagnement souple et adapté soutenu par les relations transférentielles qui se sont nouées entre parents, enfant, équipe éducative au cours du placement.

Mots clés : Placement séquentiel, adolescents, famille, activités quotidiennes

Summary: As part of a Placement with Accommodation and Educational Relay whose reception is sequential, alternating sequences of boarding and return to the family according to a flexible and adaptable time of accompaniment, this article presents the creation of a group of teenagers around themes such as: autonomy and socialisation (organisation of stays), outings (day and night), know-how (cooking workshops and activities), self-care (hygiene, and "makeover") and prevention. It does so as part of a placement with an accommodation and educational relay, where its reception is sequential through the alternating sequences of boarding and then, returning to the family according to a flexible and adaptable time of accompaniment, This educational proposal offers a flexible and adapted accompaniment supported by the transferential relationships that have been established between parents, children, and the educational team during the placement.

Keywords: Sequential placement, adolescents, family, daily activities

Structures éditoriales du groupe L'Harmattan

L'Harmattan Italie
Via degli Artisti, 15
10124 Torino
harmattan.italia@gmail.com

L'Harmattan Hongrie
Kossuth l. u. 14-16.
1053 Budapest
harmattan@harmattan.hu

L'Harmattan Sénégal
10 VDN en face Mermoz
BP 45034 Dakar-Fann
senharmattan@gmail.com

L'Harmattan Cameroun
TSINGA/FECAFOOT
BP 11486 Yaoundé
inkoukam@gmail.com

L'Harmattan Burkina Faso
Achille Somé – tengnule@hotmail.fr

L'Harmattan Guinée
Almamya, rue KA 028 OKB Agency
BP 3470 Conakry
harmattanguinee@yahoo.fr

L'Harmattan RDC
185, avenue Nyangwe
Commune de Lingwala – Kinshasa
matangilamusadila@yahoo.fr

L'Harmattan Congo
67, boulevard Denis-Sassou-N'Guesso
BP 2874 Brazzaville
harmattan.congo@yahoo.fr

L'Harmattan Mali
Sirakoro-Meguetana V31
Bamako
syllaka@yahoo.fr

L'Harmattan Togo
Djidjole – Lomé
Maison Amela
face EPP BATOME
ddamela@aol.com

L'Harmattan Côte d'Ivoire
Résidence Karl – Cité des Arts
Abidjan-Cocody
03 BP 1588 Abidjan
espace_harmattan.ci@hotmail.fr

L'Harmattan Algérie
22, rue Moulay-Mohamed
31000 Oran
info2@harmattan-algerie.com

L'Harmattan Maroc
5, rue Ferrane-Kouicha, Talaâ-Elkbira
Chrableyine, Fès-Médine
30000 Fès
harmattan.maroc@gmail.com

Nos librairies en France

Librairie internationale
16, rue des Écoles – 75005 Paris
librairie.internationale@harmattan.fr
01 40 46 79 11
www.librairieharmattan.com

Lib. sciences humaines & histoire
21, rue des Écoles – 75005 Paris
librairie.sh@harmattan.fr
01 46 34 13 71
www.librairieharmattansh.com

Librairie l'Espace Harmattan
21 bis, rue des Écoles – 75005 Paris
librairie.espace@harmattan.fr
01 43 29 49 42

Lib. Méditerranée & Moyen-Orient
7, rue des Carmes – 75005 Paris
librairie.mediterranee@harmattan.fr
01 43 29 71 15

Librairie Le Lucernaire
53, rue Notre-Dame-des-Champs – 75006 Paris
librairie@lucernaire.fr
01 42 22 67 13

www.ingramcontent.com/pod-product-compliance
Lightning Source LLC
LaVergne TN
LVHW011015061026
849535LV00006B/1897
* 9 7 8 2 3 4 3 1 7 5 3 5 5 *